WRITERS FILE

ライターズファイル（五十音順）

JN095292

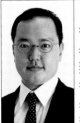

伊藤 謹民
（いとう のりひと）

2009年	東京医科大学卒業 同大学病院，初期臨床研修医
2011年	同大学形成外科学分野入局
2015年	同，助教
2016年	熊谷外科病院形成外科医員
2017年	東京医科大学茨城医療センター形成外科，科長
2019年	筑波記念病院形成外科，科長
2022年	東京医科大学形成外科学分野，講師

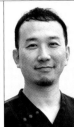

菊池 守
（きくち まもる）

2000年	大阪大学卒業 同大学形成外科入局
2003年	大阪船員保険病院形成外科
2006年	香川大学医学部形成外科，助手
2007年	大阪大学医学部形成外科，助教
2011年	ベルギー，ゲント大学留学
2012年	米国ジョージタウン大学創傷治癒センター留学
2013年	佐賀大学医学部附属病院形成外科，病院講師
2015年	同，診療准教授
2016年	下北沢病院，病院長

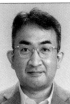

丹羽 幸司
（にわ こうじ）

1995年	近畿大学卒業 同大学医学部附属病院形成外科，研修医
1997年	同大学大学院医学研究科入学 同，医員
2001年	同大学大学院医学研究科卒 （医学博士号取得） 同大学医学部附属病院形成外科，病院講師・病院医長
2002年	同大学医学部奈良病院，診療講師
	医療法人社団ナグモ会，ナグモクリニック大阪，院長（継承開設）
2009年	近畿大学医学部形成外科学講座，非常勤講師
2011年	医療法人ガクト会，ナグモクリニック大阪，理事長
2022年	慶應義塾大学大学院理工学研究科（後期博士課程）入学

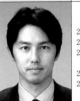

小曽根 英
（おぞね えい）

2009年	千葉大学卒業
2011年	同大学整形外科入局
2016年	千葉市立青葉病院整形外科
2017年	千葉大学整形外科 東京都立墨東病院高度救命救急センター
2022年	仙台医療センター形成外科手外科東北ハンドサージャリーセンター

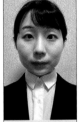

楠田 千佳
（くすだ ちか）

2018年	大阪医科大学卒業 関西労災病院，初期研修医
2020年	大阪大学形成外科入局 関西労災病院形成外科，専攻医
2022年	兵庫県立こども病院，専攻医

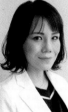

山内菜都美
（やまうち なつみ）

2010年	大阪大学卒業 大阪警察病院，臨床研修医
2012年	大阪大学形成外科入局 大阪警察病院形成再建外科美容外科，医員
2015年	ベルランド総合病院形成外科，医長
2017年	兵庫県立こども病院形成外科，医長
2018年	住友病院形成外科，医長
2020年	関西労災病院形成外科，医長

柏 英雄
（かしわ ひでお）

1983年	山形大学卒業 同大学整形外科入局
1987年	聖マリアンナ医科大学形成外科
1989年	聖隷浜松病院形成外科
1995年	山形大学整形外科形成診療班
2003年	日本海総合病院形成外科

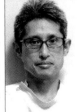

中村 光宏
（なかむら みつひろ）

1997年	兵庫医科大学卒業 同大学附属病院第二外科入局
1999年	公立浜坂病院外科
2000年 5〜10月	大阪府立病院麻酔科，医員
2000年11月	兵庫医科大学病院第二外科，医員
2002年	兵庫医科大学医学研究科入学
2006年	同大学院医学研究科修了
2006年	同大学病院第二外科，助教
2008年	同大学病院下部消化管外科，助教
2009年	石井病院外科，診療医長
2010年	麻酔科標榜許可
2020年	同病院外科，診療部長

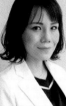

山本 崇
（やまもと たかし）

1999年	大阪大学卒業 同大学放射線科入局
2001年	大阪形成外科入局
2001年	大阪警察病院形成外科
2003年	大阪厚生年金病院（現 JCHO大阪病院）形成外科
2004年	大阪船員保険病院（現 大阪みなと中央病院）形成外科
2006年	大阪労災病院皮膚科
2007年	住友病院形成外科
2012年	坂田血管外科クリニック
2015年	お茶の水血管外科クリニック
2018年	やまもと静脈瘤クリニック開設

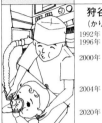

狩谷 伸享
（かりや のぶたか）

1992年	大阪市立大学卒業
1996年	同市立大学大学院医学研究科卒業
2000年	同市立大学，在外研究員（フランス Faculte de Medecine du Kremlin-Bicetre）
2004年	同市立大学大学院医学研究科麻酔・集中治療医学，講師
2020年	兵庫医科大学麻酔科学・疼痛制御科学講座，臨床教授

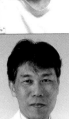

西本 聡
（にしもと そう）

1989年	大阪大学卒業 同大学皮膚科形成外科診療班
1995年	同大学医学部皮膚科，文部教官助手
1997年	大阪府立成人病センター耳鼻咽喉科診療主任
1999〜2001年	米国Pittsburgh University, Pittsburgh Children's Hospital 留学
2001年	兵庫県立こども病院形成外科，科長
2006年	兵庫医科大学形成外科講師，助教授
2007年	同，准教授
2012年	同，教授

CONTENTS

形成外科手術 麻酔マニュアル

編集／兵庫医科大学教授　西本　聡

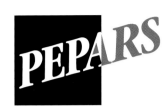

　形成外科の臨床においては手術が基本ですが，現代では麻酔なしには手術は行えません．形成外科の手術は頭のてっぺんからつま先まであらゆる範囲で行われます．また，手術対象疾患や患者さんの年齢，状態は多岐にわたります．手術の行われる施設も個人のクリニックから麻酔科医の常駐する病院まで様々な形態があります．

　この「形成外科手術 麻酔マニュアル」は麻酔科医にゆだねる全身麻酔や手術部位に直接注射して行う局所麻酔だけでなく，様々な情況において形成外科医が麻酔をかけ，手術を行っていることを念頭に，日常診療に直ちに役立つ実践的手引書として，まさに「マニュアル」を作成することとして企画されました．

　麻酔に用いられる薬剤は様々なものが開発，販売され臨床の場で導入されてきています．薬剤の特徴や注意点の解説については造詣が深い麻酔科の先生にお願いしました．

　また近年よく行われるようになってきた「日帰り全身麻酔」について美容クリニックや小児専門病院，あるいは静脈瘤治療において実践されている先生方に解説していただきました．

　昨今は社会の高齢化に伴い，形成外科医も高齢者の手術をする機会が増えています．全身麻酔がためらわれるような患者などに対し，局所麻酔に鎮静を併用することにより，全身に対する負担を軽減する方法も解説していただきました．

　個人クリニックにおいて広範囲の静脈瘤手術を専門に行われている先生にも麻酔についてわかりやすく解説していただきました．

　四肢において，静脈内局所麻酔は比較的簡単な手技で短時間に広範囲の麻酔が得られます．経験豊富な先生に適応や注意点，欠点などについても解説していただきました．

　また，四肢における神経ブロックは手技を習得する必要があるものの，ある程度時間のかかる手術でも行える有用な麻酔手段です．様々なシチュエーションで日々実践されている先生方に解説をお願いしました．

　日常の形成外科診療においてそれぞれの麻酔方法について慣れ親しんだ先生方に執筆いただきましたが，各々の先生方の熱意が伝わるような内容になっていると思います．形成外科手術麻酔の「マニュアル」として永久保存版の価値があるのではないでしょうか．安全を考慮した日常診療の一助になれば幸いです．

2022 年 12 月

西本　聡

KEY WORDS INDEX

◆編集顧問／栗原邦弘　百束比古　光嶋　勲
◆編集主幹／上田晃一　大慈弥裕之　小川　令

【ペパーズ】
PEPARS No.193/2023.1◆目次

「PEPARS®」とは Perspective Essential Plastic
Aesthetic Reconstructive Surgery の頭文字よ
り構成される造語．

手外科研修レクチャーブック

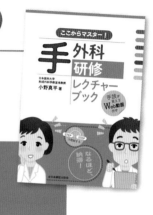

日本医科大学形成外科学教室准教授
小野真平 著

2022年4月発行
B5判　360頁　オールカラー
26本のweb動画付き
定価9,900円(本体9,000円+税)

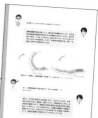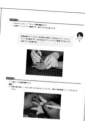

手外科のキホンを、会話形式のレクチャーで楽しく学ぶ!
手技の実際はSTEP by STEPと26本の動画で丁寧にわかりやすく解説しました!

目次

詳しい内容はこちらまで

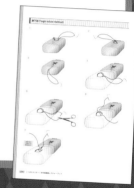

全日本病院出版会　〒113-0033 東京都文京区本郷 3-16-4　Tel:03-5689-5989
http://www.zenniti.com　　　　　　　　　　　Fax:03-5689-8030

PEPARS No.193：1-10, 2023

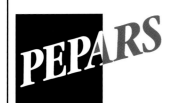

◆特集／形成外科手術 麻酔マニュアル

麻酔に用いる薬剤

狩谷 伸享[*]

Key Words：静脈内麻酔薬(intravenous anesthetics), オピオイド(opioids), 筋弛緩薬(muscle relaxants), 全身麻酔 (general anesthesia)

Abstract 全身麻酔を構成するアイテムは鎮静，鎮痛，筋弛緩です．本稿ではこの3つのアイテムをベースに最近よく使われている麻酔関連薬を解説します．

3つのアイテムをうまく組み合わせることができれば，患者の状態，手術手技の内容，術後の管理環境にアジャストした麻酔管理を行うことができるでしょう．

本稿で麻酔関連薬の特徴の理解を深めて，安全に麻酔を管理しましょう．

総 論

1．麻酔薬の分類は？

用いる麻酔薬の種類によって吸入麻酔，静脈内麻酔に分類される．いずれも気道管理の準備は必要である．吸入麻酔薬は成書に譲る．

2．鎮静と全身麻酔

鎮静と全身麻酔の厳密な区別は難しい．日常で行う「鎮静」は気管挿管などの高度な気道確保なしに，自発呼吸下で痛みや精神的な苦痛を緩和することを意味している．不穏になって危険を伴う状態を抑えることもある．適切なモニタリング下に鎮静管理を行うことを MAC(monitored anesthesia care)と呼ぶ．

「全身麻酔」は主に手術などの強い侵襲による疼痛を伴う処置に対する苦痛の除去である．手術侵襲が大きく鎮静薬も鎮痛薬も大量に必要な場合は，強い呼吸抑制が生じるため，全身麻酔を選択する．あらかじめ気管挿管を行って人工呼吸をする必要がある．

患者の苦痛を薬剤で除去する場合，不安を除くために鎮静薬，疼痛を伴う処置では鎮痛が必要である．ほとんどの処置で2つをうまく組み合わせることによって副反応を最小限にできる．鎮静薬単独では強い痛み刺激を抑えることは困難で，非常に大量の鎮静薬(プロポフォール)を投与しても体が動いてしまう(図1)[1]．鎮静薬単独で鎮痛は難しく，鎮静薬を大量に投与して意識を低下させることによって鎮痛しようとすると，呼吸抑制や血圧低下，徐脈などの副反応が強く出る．いずれも十分なモニタリングと絶え間ない監視を行い，いつでも高度な気道管理と循環管理を行う準備が必須である[2]．

* Nobutaka KARIYA, 〒663-8501 西宮市武庫川町 1-1 兵庫医科大学麻酔科学・疼痛制御科学講座，教授

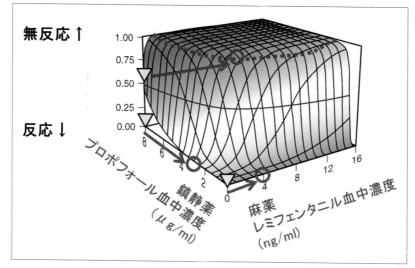

図 1. 気管挿管の刺激に対する反応と鎮静薬と麻薬の関係

麻薬（レミフェンタニル）なしで鎮静薬（プロポフォール）だけで気管挿管を試みると（黄色▽）50％程度で体動などの反応がある．麻薬と鎮痛薬を組み合わせることによって（赤○）100％体動などを抑えることができる．

鎮静薬単独では強い痛み刺激を抑えることは困難で，非常に大量の鎮静薬（プロポフォール）を投与しても体が動いてしまう．

（文献 1 より改変）

表 1. 静脈内麻酔薬の投与量の 1 例

	初期投与量	維持量
プロポフォール	1.0～2.5 mg/kg（0.5 mg/kg/10 秒の速度で）	6～10 mg/kg/時
デクスメデトミジン	6 μg/kg/時	0.2～0.7 μg/kg/時
ミダゾラム	0.03～0.06 mg/kg	0.025 mg/kg 5 分あけて追加投与
レミマゾラム	12 mg/kg/時	1 mg/kg/時（上限は 2 mg/kg/時）

3．鎮静薬の投与の注意点は

緩徐に投与して，至適な血中濃度に達するまで鎮静度を十分評価する．作用発現に時間がかかる薬剤は追加投与までに呼吸数や舌根沈下の有無を確認する．必要に応じて気道を確保し，バッグマスクで換気する．追加投与は初回投与よりも減量することが多い．麻酔科専門医の監視のもとに投与することが望ましい．

4．モニタリング

詳細は成書に譲る．血圧計，パルスオキシメトリー，心電図は原則としてすべての症例でモニタリングする．呼吸管理が必要な可能性が高ければ波形表示呼気 CO_2 モニター（カプノメトリ）を使用し，脳波モニター（Bispectral Index；BIS™），筋弛緩モニターを強く推奨する．

各 論

1．静脈内麻酔薬[3]（吸入麻酔薬は成書に譲る）

鎮静を担う．原則として臨床使用量で鎮痛作用は期待できない．

A．プロポフォール

1）使用法（表 1）

a）TCI（Target Controlled Infusion）

全身麻酔，単回投与[4]，持続投与を使い分けることが可能である．持続投与ではシリンジポンプが必要であるが，TCI では目標効果部位濃度をシミュレーションして投与速度をポンプが自動調節する．専用のポンプが必要である．

入眠，全身麻酔中，覚醒の目標とする血中濃度は個人差がある．投与量や目標効果部位濃度だけ

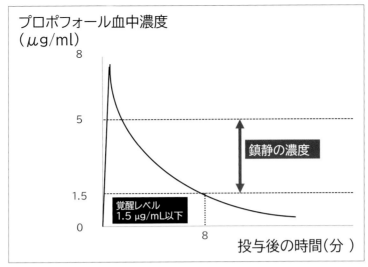

図 2. プロポフォール 2 mg/kg 投与後の血中濃度の変化
プロポフォールを単回投与した後の血中濃度の経時変化を示す. 全身麻酔導入
の量を投与すると 8 分前後まで十分な鎮静を得ることができる. 投与直後は呼
吸は停止し, 呼吸管理が必要であることが多い.

（文献 4 より改変）

でなく, 脳波モニター（BIS™）を目安に投与する
（図 2）.

b）術後の嘔気嘔吐 PONV の予防

制吐作用があり, 乗り物酔いの体質や PONV
（postoperative nausea and vomiting）既往の症例
では推奨する. 女性, 非喫煙者, 婦人科手術も
PONV のリスクであり, 術前に問診しておく.

2）注意点

- 非常に大量投与になる場合はプロポフォール注
入症候群の危険性があるため, 他の麻酔薬を組
み合わせる. 小児（集中治療における人工呼吸
中の鎮静）は分布容量が大きく, 大量に必要に
なるので長時間投与でリスクは高まる.
- 大豆油と卵黄レシチンを含む. アレルギーに注
意が必要である.

B．ミダゾラム

ベンゾジアゼピン系鎮静薬として手術室の内外
で用いられている. 抗不安作用, 抗痙攣作用, 催
眠作用などを有する. そのため全身麻酔の前投薬
や静脈麻酔薬として用いるほか, 精神安定薬, 睡
眠導入薬, 抗痙攣薬などの用途に使用される.

1）特 徴

軽度の鎮静を受ける患者を対象に, プロポ

フォールとミダゾラム投与時の心拍数, 血圧およ
び鎮静度について検討した Win らの報告[5]があ
る. プロポフォールによる鎮静中は副交感神経活
動が優位であり, 血圧低下に対して心拍数の減少
が認められない. 一方, ミダゾラムは, 少量の投
与によって交感神経活動が優位になり, 大量の投
与によって副交感神経活動が優位になる. ミダゾ
ラムは少量から投与することで, 循環抑制作用を
最小限に留めた状態で鎮静を得ることができる.

フルマゼニルにより拮抗が可能である.

C．レミマゾラム（アネレム®）

レミマゾラム（CNS7065）は γ アミノ酪酸
（GABA）A 受容体のベンゾジアゼピン結合部位に
作用することで麻酔・鎮静作用を発現し, 主に肝
臓の組織エステラーゼによって速やかに代謝され
不活性化されることを意図した超短時間作用型ベ
ンゾジアゼピン系の静脈麻酔薬である.

1）特 徴

半減期が既存の類似薬よりも短い. またチトク
ローム P450（CYP）が代謝に寄与しておらず, カ
ルボキシルエステラーゼによって急速に加水分解
されるため, 酵素誘導など薬物相互作用を引き起
こす可能性が低い. 主代謝物（CNS7054）の鎮静作

表 2. 鎮痛薬の投与量の 1 例

	初期投与量	維持量
フェンタニル	1.5〜8 μg/kg	1〜5 μg/kg 間欠投与
レミフェンタニル	0.5 μg/kg/min	0.25 μg/kg/分
ケタミン	1〜2 mg/kg	0.1 mg/kg/分(30 分間)
		0.05 mg/kg/分

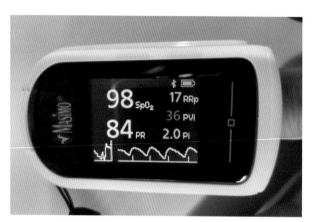

図 3. 携帯型のパルスオキシメトリー(ニプロ株式会社提供,マシモ社製)
呼吸数を測定することが可能である.呼吸数を客観的に測定し評価することはオピオイドによる呼吸抑制を早期に発見,予防することにつながる.

用はレミマゾラムの約200分の1(ラット)のため,肝臓または腎臓の機能が低下している患者にも適していると考えられる.

ベンゾジアゼピン受容体拮抗薬(フルマゼニル)によって作用が拮抗される.鎮静作用の調節性に優れている.循環抑制作用や,投与時の投与部位反応が少ない.術中覚醒による外傷後ストレス障害の予防に有用と考えられる健忘作用がある.

2)注意点

a)脳波モニタリング

Bispectral index(BIS™)や Sedline®(Masimo 社)の patient state index(PSI)は,主に周波数解析の結果を独自のアルゴリズムで結び,データベースも加味して指数化している.現時点ではレミマゾラムのデータは含まれていないと考えられるので,これらの指数でレミマゾラムの効果を評価することには限界があるかもしれない.

b)再鎮静

覚醒遅延の場合にはフルマゼニルを使用するが,再鎮静には十分な注意が必要である.

c)依存性

レミマゾラムによる乱用の可能性は既存のベンゾジアゼピン系薬物と同等であることが示された.

D.デクスメデトミジン(プレセデックス®,デクスメデトミジン®)

鎮静,交感神経遮断,催眠,および鎮痛をもたらす,選択的 α2 アドレナリン作動薬.

1)適応,使用法(表2)

局所麻酔下における非挿管での手術および処置時の鎮静が適応である.集中治療における人工呼吸中および離脱後の鎮静にも適応がある.せん妄を予防する能力が有利である可能性がある.侵襲的または放射線学的処置中の鎮静剤としても使用されている.

2)注意点

呼吸への影響は最小限だが,心拍数と心拍出量は,濃度依存性に低下する.単回投与時の徐脈に注意する.

2.オピオイド[3](麻薬)

オピオイドは,麻酔の鎮痛成分を提供する重要な部分である.脳,脊髄,および末梢神経系における作用を含む神経系全体の複数の部位を標的とする.

呼吸器系や心血管系を含む複数の臓器系にも影響を及ぼし,特に術後は呼吸数の注意深い観察が重要である.呼吸数は声をかけて促して測定しても意味がない.そのためには図3のような機器を使うなど呼吸数の客観的なモニタリングが重要である(図3).

年齢,体重,臓器不全,ショック,および薬物相互作用などの様々な要因によって薬物動態は影響を受ける.

オピオイド鎮痛薬は急性疼痛の管理に重要な役割を果たすが,長期投与による過剰摂取や中毒のリスクが高まる.

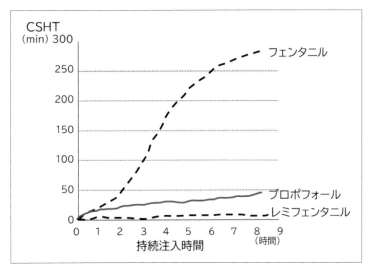

図 4.
麻酔薬関連薬の持続投与後の半減期
（context-sensitive half-time；CSHT）
の比較
半減期：薬物を血中濃度もしくは効果
部位濃度が一定になるまで持続注入し
た後，投与を停止してから濃度が 1/2
になるまでの時間
レミフェンタニルは持続投与の時間に
関わらず，効果消失までの時間はほぼ
一定である．

A．フェンタニル（フェンタニルクエン酸塩，fentanyl citrate（フェンタニル注射液））

1）適　応
- 全身麻酔における鎮痛
- 局所麻酔における鎮痛の補助
- 激しい疼痛（術後疼痛，がん性疼痛など）に対する鎮痛

2）使用法（表2）
気管挿管などの高度な気道確保と人工呼吸が可能な環境で用いる．呼吸数，酸素モニター，血圧，脈拍，意識を注意深く観察しながら投与する．
- 全身麻酔では麻酔導入時に静脈麻酔薬とともに使用することにより気管挿管による血圧の上昇や心拍数の増加を予防する．全身麻酔維持においても吸入麻酔薬またはプロポフォールとともに鎮痛薬としても使用される．
- 局所麻酔における鎮痛の補助でも用いる[2]．

3）注意点
- 脂溶性が高いので生体の脂肪成分に溶けると，投与を中止してもこれが血中に戻ってくるので，消失半減期は長い（図4）．肥満患者では実体重に基づく投与量が過剰である可能性がある．呼吸抑制が生じるので，呼吸数を確認しながら少量分割で滴定しながら投与する．
- 急速投与で筋硬直が生じることがある．気管挿管を行っていない状態で筋硬直が生じると，気道管理に習熟した医療従事者が対応しなければ

いけない．

B．レミフェンタニル（アルチバ®，レミフェンタニル®）

レミフェンタニルのエステル結合は血中や組織中に広く存在する非特異的エステラーゼで分解され，レミフェンタニル酸になる．レミフェンタニル酸にはほとんど麻薬としての活性がない．肝腎機能に依存しない点で使いやすい．

Context-sensitive half-time（CSHT）とは薬物を血中濃度もしくは効果部位濃度が一定になるまで持続注入した後，投与を停止してから濃度が1/2になるまでの時間のことで（図4），レミフェンタニルは経時的に投与を続けてもCSHTは投与時間に影響を受けない．術中の鎮痛には非常に有用である．自発呼吸回復までの「キレ」はいい．肥満患者では理想体重をベースに投与する[6]（図5）．

1）適　応
成人：全身麻酔の導入および維持における鎮痛
小児：全身麻酔の維持における鎮痛

2）使用法
人工呼吸管理をする全身麻酔症例で持続投与する（表2）．患者の血圧と脈拍を観察しながら，2〜5分間隔で25〜100％の範囲で加速または25〜50％の範囲で減速できる．最大でも $2.0\,\mu g/kg/$分を超えない．

3）注意点
呼吸抑制の血中濃度の閾値が低い（図6）ので投

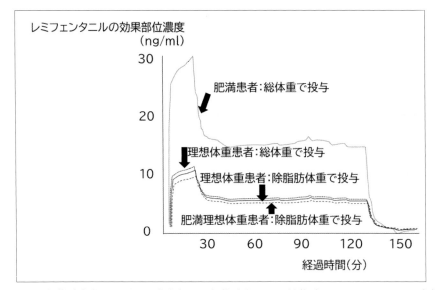

図 5. 理想体重患者ならびに肥満患者で理想体重あるいは総体重でレミフェンタニルを投
与した際の効果部位濃度のコンピュータシミュレーション
レミフェンタニルの単回投与(1 μg/kg)の後,持続投与を行う(0.5 μg/kg/min を 15 分,そ
の後 0.25 μg/kg/min を持続投与した).肥満患者に対して,実際の体重で計算して投与す
ると,効果部位濃度が極端に高くなる.濃度消失速度はいずれの方法でもほとんど差がな
い.

（文献 6 より改変）

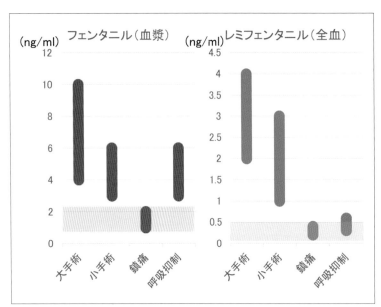

図 6.
麻薬血中濃度(ng/ml)と呼吸抑制の関係
フェンタニル(図左)では軽い鎮痛の血中
濃度(赤網掛)では呼吸抑制を生じない状
態を作ることができる.一方,レミフェ
ンタニル(図右)では低い血中濃度でも呼
吸抑制が生じるので鎮痛処置の投与量で
も呼吸抑制が高率に生じ得る(グレー網
掛).レミフェンタニルが高度な気道管
理(気管挿管など)なしで鎮痛を行うのは
非常に難しい薬剤であることがわかる.

（文献 7 より改変）

与中は呼吸抑制が高率に起こる[7].気道管理をし
ないケースでの鎮痛には最も不向きで適応がな
い.血中濃度によっては意識があっても無呼吸で
あることはあり得る.抜管後も呼吸数の測定は重
要である.

血圧と脈拍が覚醒時と比較して 10〜40％低下

するため,何らかの処置(アトロピンやエフェド
リンの投与)を必要とすることがある.心機能障
害を伴った患者あるいは術前に β 遮断薬やカルシ
ウム拮抗薬を服用している患者では単回投与を避
け,通常量よりも少ない持続投与で麻酔導入を行
うのが安全である.循環血液量が減少している患

者でも注意が必要である.

術後鎮痛には他の方法で積極的な鎮痛が必要である.

C．ケタミン
1）特　徴（表2）

静脈内麻酔薬に分類されているが，鎮痛作用と鎮静作用を併せ持つ．本邦では2007年に麻薬に指定された．他の鎮痛薬と比較して呼吸管理の必要性が低い．

2）注意点

血圧や脳圧を上昇させる．単独で使用すると悪夢を見る．

3．筋弛緩薬
A．ロクロニウム
1）特　徴

非脱分極性筋弛緩剤は，アセチルコリンと競合することにより，神経筋遮断を引き起こす．効果発現は迅速である神経筋遮断は，末梢筋より中央に位置する神経筋単位（例：喉頭内転筋，横隔膜，および咬筋）でより速く発生し，持続時間が短く，より早く回復する．必要最小限の筋弛緩薬を投与することは，呼吸や上気道に関与する筋の回復に寄与する．

2）使用法

気管挿管用量として 0.6 mg/kg（上限 0.9 mg/kg）を静脈内投与し，術中必要に応じて 0.1〜0.2 mg/kg を追加投与する．持続投与では筋弛緩モニタリングを行いながら 7 μg/kg/分の投与速度で開始する．

3）注意点

非脱分極神経筋遮断薬の投与後，客観的で定量的な筋弛緩モニタリング手段を使用して，手術終了時は正常な神経筋機能の十分な回復を確保することが不可欠である．

残存する神経筋麻痺は，上部食道緊張，嚥下中の食道筋組織の協調，および低酸素換気ドライブを低下させる．筋弛緩作用が遷延すると医療費と患者の入院期間，罹患率，死亡率が増加する．

4．拮抗薬
A．フルマゼニル（アネキセート®）

GABAA 受容体のベンゾジアゼピン結合部位を競合的に占有することで，ベンゾジアゼピンを阻害する．フルマゼニルは生物学的活性をもたないと考えられている．

1）使用法

初回 0.2 mg を緩徐に静脈内投与する．投与後4分以内に望まれる覚醒状態が得られない場合は更に 0.1 mg を追加投与する．以後必要に応じて，1分間隔で 0.1 mg ずつを総投与量 1 mg までを繰り返す．

2）注意点

内因性ベンゾジアゼピン様リガンドを拮抗すると血圧上昇や嘔吐などの副作用を認めることがある．術前からベンゾジアゼピン系の抗痙攣薬を長期使用している場合や，迅速な覚醒により血圧上昇の可能性があると推測される場合には，その使用に慎重な判断が必要である．

B．ナロキソン

オピオイド拮抗薬であり，オピオイドの過剰投与またはオピオイド麻酔後に呼吸が不十分になった患者の自発呼吸を回復させる．またオピオイド誘発性の吐き気と嘔吐，搔痒，尿閉，硬直，および胆汁けいれんを軽減または回復させる．

1）使用法

ナロキソンの通常成人 1 回 0.2 mg を静脈内注射する．効果不十分の場合，さらに 2〜3 分間隔で0.2 mg を 1〜2 回追加投与する．ナロキソンの静脈投与の作用発現は 1〜2 分で，半減期と効果持続時間は短く，約 30〜60 分であるので症例によってはボーラス投与に引き続いて持続投与が必要になる．

2）注意点

心拍数や血圧の上昇，肺水腫などの副作用の報告がある．痛み，急速な覚醒，および必ずしも痛みが原因ではない交感神経の活性化も含まれる．

C．スガマデクス（ブリディオン®）

スガマデクスはロクロニウムと緊密な包接複合

体を形成し，筋弛緩効果を不活性化し，神経筋遮断を急速に逆転させる．

ロクロニウムの非脱分極神経筋遮断の完全な薬理学的な拮抗は，患者の有害転帰を回避するために不可欠である．気管抜管のための神経筋遮断からの十分な回復は，神経筋の定量的モニタリングにより母指内転筋の4列（TOF）比が少なくとも0.90である．TOF比が0.90未満の患者は，低酸素イベント，低酸素時の呼吸制御障害，気道閉塞，術後肺合併症，筋力低下の症状，およびPACU入院時間の延長のリスクが高くなる．

ネオスチグミンはアセチルコリンの分解を阻害し，神経筋接合部でアセチルコリンを増加させるが，自然回復の証拠が得られるまで試みるべきではない．

1）使用法

スガマデクスは，それぞれ2.0 mg/kgおよび4.0 mg/kgの用量で，中等度/浅い神経筋遮断および重度の神経筋遮断を逆転させることができる．

麻酔導入直後の気道困難症などでは，スガマデクス16 mg/kgの大用量で，ロクロニウムによって誘発された神経筋遮断を即座に逆転させることができる．スガマデクスによる神経筋遮断の回復は迅速であり，抗コリンエステラーゼ薬で発生する多くの副作用がない．

2）注意点

投与後は手術室から出ることが多いので，アナフィラキシーが生じると対応が遅れる可能性がある．抜管しても十分な観察をしてから手術室を退出する．

5．局所麻酔薬

局所麻酔薬は，電位依存性ナトリウムチャネルをブロックし，それによって軸索におけるインパルスの開始と伝播を中断する．アミノエステルは主に血漿エステラーゼによって代謝され，アミノアミドは主に肝シトクロムP450結合酵素によって代謝される．肝機能低下症例はアミド型局所麻酔薬の代謝は低下する．

1）特　徴

様々な局所麻酔薬の臨床的に重要な特性には，効力，開始速度，麻酔作用の持続時間，および感覚/運動遮断の差異（分離麻酔）が含まれる．

a）作用の持続時間

リドカイン，メピバカインは中程度の麻酔持続時間，テトラカイン，ブピバカイン，ロピバカインは最長の持続時間を有する．

b）感覚遮断と運動遮断

感覚および運動遮断が分離される特徴を分離麻酔と呼ぶ．ブピバカインは希釈溶液すると運動活動を著しく阻害することなく適切な鎮痛作用をもたらす．ブピバカインは，軽度の筋力低下のみで許容可能な鎮痛を提供できるため，産科鎮痛および術後疼痛管理のために硬膜外で広く使用されてきた．新毒性が少ないロピバカイン，レボブピバカインなどの新しい局所麻酔薬が安全に分離麻酔を行う局所麻酔薬として開発された．

3）注意点

• 個々の患者の臨床状況を理解する
• 必要な局所麻酔と鎮痛の場所，強度，投与時間
• 神経付近の薬物滞留に影響を与える解剖学的要因
• 適切な薬剤の選択と投与
• 局所麻酔薬投与後の臨床効果の継続的な評価

4）局所麻酔薬中毒

偶発的な血管内または髄腔内注射または過剰用量の投与による局所麻酔薬の主な全身毒性には，心臓（房室伝導ブロック，不整脈，心筋抑制，および心停止を含む）および脳（興奮，無気力，発作，および全身性中枢神経系抑制を含む）がある．一般的には中枢神経は心血管系よりも全身局所麻酔薬の影響を受けやすいため中枢神経毒性を引き起こすのに必要な局所麻酔薬の投与量または血中濃度は通常，循環虚脱を引き起こすレベルよりも低い．

a）中枢神経症状

口周囲のうずき，金属味，耳鳴りなどの軽度の中枢神経症状に始まり，痙攣や意識障害などの重

篤な中枢神経症状から心血管虚脱が続く．徐々に中枢神経興奮の初期徴候に続いて全身性中枢神経抑制状態が急速に続く場合もあれば，急激に呼吸抑制，呼吸停止が起こることもある．中枢神経の興奮は，局所麻酔薬による大脳皮質の抑制経路の初期遮断や興奮性アミノ酸神経伝達物質であるグルタミン酸の放出によるとも考えられている．局所麻酔薬中毒では，高炭酸ガス血症とアシドーシスを是正し，中枢神経毒性を悪化させる低酸素血症を予防または是正するために，必要に応じて補助換気と循環補助を迅速に行う．

b）心血管系毒性

交感神経または副交感神経の遠心性活動を遮断し，心臓と末梢血管の両方に直接作用する．

心臓には負の変力作用と不整脈を引き起こす心臓のナトリウムチャネル遮断が生じる．プルキンエ線維と心筋細胞の伝導を減少させる．心臓の様々な部分の伝導時間が長くなる．非常に高濃度の局所麻酔薬は，洞性徐脈と洞停止を引き起こす．すべての局所麻酔薬は，心筋に対して用量依存的な負の変力作用を有する．ブピバカインによる心毒性の蘇生は特に困難である．したがって，血管内注射または過剰摂取の防止と少量分割投与が重要である．超音波ガイドの神経ブロックは全身毒性の発生を減らす．

6．局所麻酔薬の関連薬
A．エピネフリン

血管収縮し，血管吸収率を低下させる．より多くの麻酔分子が神経膜に到達できるようになり，麻酔の深さと持続時間が改善される．浸潤麻酔と末梢神経遮断の両方の期間を，持続期間の短い薬剤（リドカインなど）で大幅に延長する．

予期せぬ血管内注射のマーカーとしてエピネフリンを使用する．全身麻酔下やβ遮断薬投与患者では偽陰性や偽陽性が発生する可能性がある．

臨床的に使用される溶液には通常，10〜12.5 μg/mL のエピネフリンが含まれている．

B．脂肪乳剤（イントラリピッド®）

ブピバカイン誘発性心停止または重度の心室頻拍は治療が困難である．気道の確保，酸素化と換気，胸骨圧迫などの心配蘇生と体外循環の考慮が必要なことがある．

局所麻酔薬中毒は大量の血管内注射や過剰投与の防止が重要である．注射器の吸引テストは，常に血管内配置を除外するわけではない．すべての患者で段階的な分割投与が原則である．

心電図の変化は，循環虚脱しばしば見られるので，心電図異常がみられる場合は心停止に至る前に投与を中止する．

イントラリピッドは心臓のブピバカイン濃度を投与後3分以内に11%減少させ，脳のブピバカイン含有量を15分以内に18%減少させると推定される．

標的臓器のブピバカイン濃度を大幅に低下させ，代謝を改善する可能性が最も高く，ナトリウムチャネルで直接有益な効果をもたらす可能性がある．

1）使用法[8]

局所麻酔薬を使用するすべての医療現場で緊急時に使用できるように20%脂肪乳剤（イントラリポス®）を利用できるようにしておく必要がある．患者が局所麻酔薬の投与後に重度の心血管抑制または循環停止を経験した場合，基本的な ACLS プロトコールの開始とともに，20%脂肪乳剤，1.5 mL/の急速ボーラス kg（成人では約 100 mL）を推奨し，必要に応じて次の10分間で 15 mL/kg/hr の注入を行う（表3，図7）．

2）注意点

最大投与量は 12 mL/kg

7．制吐薬
A．オンダンセトロン

延髄の最後野にある chemoreceptor trigger zone や求心性迷走神経の5-HT3受容体に作用し，嘔吐を抑制すると考えられている．

1）適　応

術後の消化器症状，悪心，嘔吐

2）使用法

成人では成人にはオンダンセトロンとして4

表 3. 局所麻酔薬中毒に対する 20% 脂肪乳剤の投与法

体重 70 kg 未満の場合			
初回投与	1.5 mL/kg	1 分かけて	単回投与
	15 mL/kg/hr	5 分間	その後持続投与
循環の改善が得られなければ…			
5 分後	1.5 mL/kg	1 分かけて	再度単回投与
	30 mL/kg/hr	5 分間	持続投与量を 2 倍に
更に 5 分後	1.5 mL/kg	1 分かけて	単回投与は 3 回まで
更に 10 分間持続投与継続			

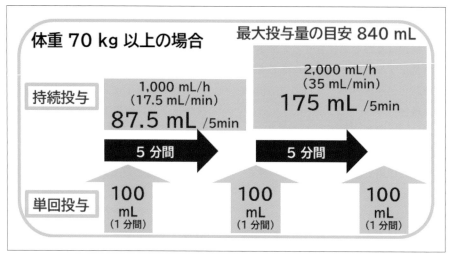

図 7. 体重 70 kg の場合の局所麻酔薬中毒に対する 20% 脂肪乳剤の投与例
緊急時には図のようなパニックカードを見ながら投与するとよい．パニックカードを局所麻酔薬を使う医療現場に常備しておく．脂肪乳剤に貼付しておくのも一案である．
（麻酔科医のための産科麻プロフェッショナルセミナー産科麻酔に参加しようより改変）

mg を緩徐に静脈内投与する．小児にはオンダンセトロンとして 0.05〜0.1 mg/kg（最大 4 mg）を緩徐に静脈内投与する．いずれも年齢，症状により適宜増減する．

参考文献

1）Bouillon, T. W., et al.：Pharmacodynamic interaction between propofol and remifentanil regarding hypnosis, tolerance of laryngoscopy, bispectral index, and electroencephalographic approximate entropy. Anesthesiology. **100**：1353-1372, 2004.
2）安全な鎮静のためのプラクティカルガイド．公益社団法人日本麻酔科学会，2021.
3）Miller's Anesthesia, 2-Volume Set, 9th ed. Gropper, M. A., et al., ed. Elsevier, 2019.
4）Reves, J. G., et al.：Intravenous nonopioid anesthetics. Miller's Anesthesia, 6th ed. Miller, R. D., ed. Churchill Livingstone, Philadelphia, 2005.
5）Win, N. N., et al.：The different effects of intravenous propofol and midazolam sedation on hemodynamic and heart rate variability. Anesth Analg. **101**：97-102, 2005.
6）Egan, T. D., et al.：Remifentanil pharmacokinetics in obese versus lean patients. Anesthesiology. **89**：562-573, 1998.
7）Bailey, P. L., et al.：Intravenous opioid anesthetics. Anesthesia, 5th ed. Miller, R. D., ed. p 330, Churchill Livingstone, New York, 2000,
8）局所麻酔薬中毒への対応プラクティカルガイド．公益社団法人 日本麻酔科学会，2017.

PEPARS

2022 年 3 月発行　B5 判　198 頁
定価 5,720 円（本体価格 5,200 円＋税）

No.183　2022 年 3 月増大号

乳房再建マニュアル
―根治性，整容性，安全性に必要な治療戦略―

編集／佐武利彦　富山大学特命教授

基礎知識から、SBI、自家組織、脂肪注入による乳房再建など、乳房再建の基礎から最新までを網羅！まずはこの 1 冊で間違いなし！

さらに詳しい情報と
各論文のキーポイントは
こちら！

Ⅰ．基礎編

- 乳房再建で知っておきたい乳房の解剖
- 乳房再建に必要な乳がん治療アップデート
- 放射線照射と乳房再建
- HBOC 患者の乳がん治療と乳房再建
- 人工物再建後の BIA-ALCL・Breast Implant Illness の現状と対策
- 個々の患者に最適な乳房再建を選択するための shared decision making
- BREAST-Q を用いた乳房再建の治療アウトカム
- 乳房再建の整容性をはじめとした術後アウトカム評価

Ⅱ．実践編

- スムースラウンド型インプラントを用いた乳房再建術の knack and pitfalls
- 乳房インプラントによる乳房再建―乳房インプラントの選択と手技から自家組織との併用まで―
- 乳腺外科医によるオンコプラスティックサージャリー
- Multi-perforator DIEP flap
  ―よくわかる血管解剖と安全な挙上法―
- DIEP flap を用いた美しい乳房再建
- 遊離腹部皮弁と血管柄付き鼠径リンパ節移植
- 知覚神経付き遊離皮弁による乳房再建
- 採取部の術後整容性も重視した遊離皮弁による乳房再建
- 広背筋皮弁と脂肪注入を併用した乳房再建
- 手術支援ロボット da Vinci を用いた乳房切除術と乳房再建術の現状
- 脂肪移植による乳房再建
- 放射線診断における乳癌と脂肪注入後合併症の鑑別
- 乳頭乳輪の再建
- 下着の着用を重視したシリコーンブレストインプラントによる乳房再建

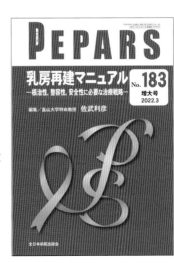

PEPARS
乳房再建マニュアル
―根治性，整容性，安全性に必要な治療戦略―
No.183
増大号
2022.3
編集／富山大学特命教授　佐武利彦
全日本病院出版会

全日本病院出版会　〒113-0033 東京都文京区本郷 3-16-4　Tel：03-5689-5989
http://www.zenniti.com　Fax：03-5689-8030

PEPARS No.193：12-18, 2023

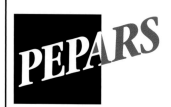

◆特集／形成外科手術 麻酔マニュアル

美容外科における周術期管理について
―麻酔と鎮痛法―

丹羽幸司*1　坪田　優*2　石野弘之*3

Key Words：美容外科(aesthetic surgery)，周術期管理(perioperative care)，麻酔(anesthesia)，鎮痛(analgesia)，日帰り手術(day surgery)

Abstract　美容外科の日帰り手術において周術期管理を要する術式の多くは，乳房と顔面領域であり，求められる麻酔法について解説する．要点は，全身麻酔に局所麻酔を併用したバランス麻酔である．局所麻酔を併用することで鎮痛のほとんどを行うことができる場合があり，鎮痛薬と筋弛緩薬を投与せずに，鎮静薬を中心として自発呼吸下での手術が可能である．局所麻酔法は，脊髄幹ブロック，末梢神経ブロック，局所浸潤麻酔に大別される．脊髄幹ブロックについて，硬膜外麻酔に加えて，最近当院で採用している脊髄クモ膜下麻酔を述べる．末梢神経ブロックについて，超音波ガイド下ブロックである PECS ブロック，三叉神経ブロック，頚神経叢ブロックを述べる．また，鎮静薬，鎮痛薬について適用量を含めた具体的な使用法を述べる．加えて，声門上器具の取り扱いを含めた気道確保を伴う管理，術後鎮痛法，術後の悪心嘔吐対策まで言及する．

はじめに

　美容外科医の多くは，周術期の全身管理に自信を持てずに日々手術を行っていると想像する．米国麻酔科学会は 1993 年に『非麻酔科医のための鎮静・鎮痛薬投与に関する診療ガイドライン』を発表し，その後 2002 年に改訂している[1]．本稿が，非麻酔科医である美容外科医の自信に少しでもつながり，そして麻酔科医の方々にも美容外科における周術期管理の特性を知っていただければ幸いである．美容外科においては日帰り手術[2]が主であることから，日帰りをさせることを念頭に置き解説する．

局所麻酔併用によるバランス麻酔

　全身麻酔は，鎮静・鎮痛・筋弛緩(有害反射の抑制)がその 3 大要素とされている[3]．局所麻酔を併用することで鎮痛のほとんどを行うことができる場合があり，その効果の範囲(胸部や腹部など)で筋弛緩作用もあるため，鎮痛薬と筋弛緩薬を投与せずに，鎮静薬を中心として自発呼吸下での手術が可能である．術中の鎮痛として不完全なブロックであっても術後痛を大幅に改善できる可能性もあり，全身麻酔にブロックを併用する方法は一般的なものとして定着してきている．

*1 Koji NIWA, 〒530-0001　大阪市北区梅田2-6-20 パシフィックマークス西梅田 14 F　医療法人ガクト会 ナグモクリニック大阪，理事長/慶應義塾大学大学院理工学研究科・後期博士課程
*2 Yu TSUBOTA, 医療法人ガクト会 ナグモクリニック大阪，院長
*3 Hiroyuki ISHINO, 医療法人ガクト会 ナグモクリニック大阪/〒819-0043　福岡市西区野方2丁目 13-1　石野麻酔科クリニック

局所麻酔法は，脊髄幹ブロック，末梢神経ブロック，局所浸潤麻酔に大別され[4]，組み合わせて使用することも可能であるが，末梢でブロックするほど大量の局所麻酔薬が必要となるため総量に注意しなければならない．美容外科の日帰り手術において周術期管理を要する術式の多くは，乳房と顔面領域であり，求められる麻酔法について解説する．

1．脊髄幹ブロック

当院では乳房領域の多くの症例で脊髄幹ブロックを行っている．硬膜外麻酔と脊髄クモ膜下麻酔があり[4]，硬膜外麻酔の方が穿刺部位を自由に選択できるために，ほとんどの症例で硬膜外麻酔を選択している．脊髄クモ膜下麻酔は下腹部以下しか行われていなかったが，近年乳房領域での報告[5]があり当院でも試み始めている．

A．硬膜外麻酔

硬膜外麻酔のメリットは，カテーテル挿入が可能で必要な範囲のブロックが得られるまで，また術中は手術時間に応じて追加できることである．一般的には左側臥位であるが，当院では主に T2-3 間より座位で穿刺している[6]．日帰りであることを考慮すれば，硬膜外麻酔に長時間作用性の局所麻酔薬は使いにくいため，硬膜外麻酔はカテーテル挿入のメリットを術後鎮痛に十分に活かすことは困難で，他の鎮痛薬使用が検討される．

硬膜外麻酔の問題点となる技術の習熟が必要であることは，今後ますます本法を困難にしていく可能性がある[7]．穿刺に時間がかかれば患者の負担は増加する．起こり得る合併症（硬膜穿孔，血腫，神経損傷など）を熟知して対応しなければならないことは，麻酔を行う側の大きな負担となる．当院でも，硬膜外麻酔に苦手意識がある医師が徐々に増えているのは否定できない．また，高齢者では穿刺困難な場合が多いのは硬膜外麻酔に慣れていても感じるところである．高侵襲の手術におけるデータではあるが，硬膜外麻酔の有害事象は 75 歳以上で多いとの報告[8]もあり硬膜外麻酔適応の 1 つの目安としてもよい．

B．脊髄クモ膜下麻酔

脊髄クモ膜下麻酔の乳腺領域での使用は，端緒であり十分な臨床実績は不足してはいるが，硬膜外麻酔に比べ習熟しやすく，針先が適切な位置に入ったことが髄液で確認できるため，より安定した効果が期待できる．使用する薬剤も 20 μg のフェンタニルクエン酸塩を添加した等比重ブピバカイン塩酸塩水和物 1 mL と少量で済み，効率的である[5]．今後ある程度，硬膜外麻酔に取って代わる可能性があるため，症例を選んで採用しつつ他施設からの報告に注目している．なお，日帰り手術という観点から，フェンタニルクエン酸塩の日本人にとっての適正量については現在検討中である．

2．末梢神経ブロック

A．乳房領域の末梢神経ブロック

乳房領域での神経ブロックは近年超音波ガイド下ブロックの発達により様々な方法が試みられている．胸部傍脊椎神経ブロック[9]は肋間神経の根部を脊椎近くでブロックできるため，開胸，胸腔鏡，上腹部の手術に加え乳腺手術でも行われている．優れた効果が期待できる方法ではあるが当院では採用していない．その理由は仰臥位ではできないことと手技が難しいためである．全身麻酔導入後の体位変換は手間も時間もかかり，困難な手技は成功率を低下させ合併症の頻度を増加させている．特に気胸が起こり得ることは日帰りでなくても問題である．

PECS ブロック[10]は，胸部傍脊椎神経ブロックと硬膜外麻酔に比べ簡単で安全性も高い方法であり当院では主に乳腺切除に用いている．なお PECS ブロックは pectoral nerves ブロック由来の略記であるが，実際には感覚神経である肋間神経を主にブロックしていることから，前胸壁ブロックの総称的な名前となっている．PECS Ⅰ ブロック[10]は大胸筋・小胸筋間，PECS Ⅱ ブロック[11]は小胸筋下に局所麻酔薬を投与する方法である．どちらも患者の頭側に立ち鎖骨下縁正中より 2 cm 程度外側下方から外側に向けて穿刺を行っている

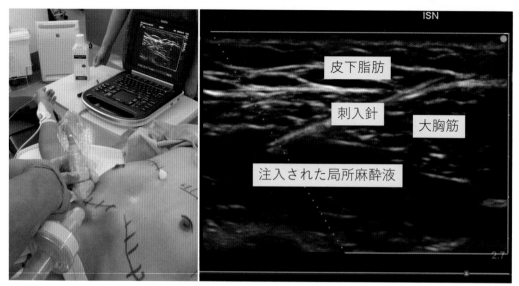

図 1. PECS I ブロック
鎖骨下から刺入して大小胸筋間に局所麻酔液を注入している.

（図1）. どちらのブロックでも肋間神経外側皮枝のブロックが中心で,肋間神経前皮枝がブロックされないため乳腺内側領域の感覚が残ることがこのブロックの欠点である. 肋間神経前皮枝に対しては胸横筋膜面ブロックまたは傍胸骨肋間神経ブロックで除痛できる. 美容外科においては両側の手術がほとんどで,それぞれ大量の局所麻酔薬を必要とするため,当院では術後鎮痛目的で PECS ブロックのみを採用しているが手術中の鎮痛には不十分で,気道確保をした深い全身麻酔下での手術が前提となる.

B. 頭頸部の末梢神経ブロック
1）三叉神経ブロック

顔面領域の知覚神経支配は三叉神経が中心で様々なブロックがあり,その難易度も簡単なものから難易度の高い深部のブロックまである. 第1枝の眼窩上神経ブロックはブラインドでも可能で局所麻酔薬が正中下方に広がるようにすることで滑車上神経,滑車下神経も同時にブロック可能である. 第2枝領域では,従来から眼窩下神経ブロックあるいは上顎神経ブロックが行われている. 上顎神経ブロックはX線透視下で行う特殊なものだったが近年超音波ガイドの方法も行われるようになり手術麻酔に応用する麻酔科医も増えつつあ

る. 頬骨弓下で蝶形骨翼状突起外側板の前方に針先を進めると翼口蓋窩に到達する. 眼窩下神経ブロックは,ブラインドで行われることが多く比較的難易度が低い方法だが,超音波で眼窩下孔を確認するとより確実に施行できる.

第3枝は下顎神経ブロックが従来から行われており,これもX線透視下で行っていた. 超音波ガイドで行う場合は,頬骨弓下で蝶形骨翼状突起外側板後方,外側翼突筋下に針先を進めれば下顎神経に到達できる. 末梢でのブロックはオトガイ神経と耳介側頭神経がある. オトガイ神経ブロックは触診または超音波ガイドでオトガイ孔を確認して穿刺する. 耳介側頭神経ブロックは当院では次項に説明する頸神経叢ブロックと併用して行うことが多いが,超音波ガイドでは確実性が増す. 耳介側頭神経そのものは超音波で確認することは困難であるが,浅側頭動脈と並走しているのでこれを指標にする. 頬骨弓下縁から耳珠にかけてリニアプローブをあてて浅側頭動脈の位置を確認する. プローブ前方から針が届くように後方にプローブをずらす. この時,25 G 25 mm の針を使用しているため届くようにすると,後方はプローブが皮膚と接触できなくなるが浅側頭動脈後方5 mm 程度まで確認できれば十分である. できるだ

け針を描出しながら浅側頭動脈下縁に向けて穿刺し，動脈手前で薬液を少量注入し，動脈後方に広がりが確認できればそのまま全量投与，前方のみしか拡がりが得られなければ針先を少し後方へ進め動脈後方まで薬液が到達するようにする．

三叉神経はそもそもその根部が3本に分枝し，そこから更に枝分かれするため様々なブロックがあるうえ単独で鎮痛可能な手術も少ない．しかしながら，どのブロックも2mL程度で済むので，両側複数か所のブロックに加えて不十分な部位に対する局所浸潤麻酔を加えても大量の局所麻酔薬投与にはなりにくく術中管理のみならず十分な術後鎮痛にも寄与できる方法である．

2）頚神経叢ブロック

頚神経叢は，大耳介神経，小後頭神経，頚横神経，鎖骨上神経が含まれており，美容外科以外でも甲状腺手術，鼓室形成，耳下腺摘出，内頚動脈内膜剝離，鎖骨骨折，肩関節手術など様々な術式に有効なブロックである．当院では主に耳介後部切開が必要なフェイスリフトで行っている．従来から行われているランドマーク法と超音波ガイド法を説明するが，いずれも同時に副神経がブロックされ術後に肩の挙上が出来なくなることがあることは知っておくべきで，帰宅までの時間，方法，付き添いの有無などで適応や使用する局所麻酔薬の種類を考えるとよい．

a）ランドマーク法による浅頚神経叢ブロック

胸鎖乳突筋外縁と外頚静脈の交点のやや外側頭側が刺入点になる．広頚筋と頚筋膜浅葉を貫通したところで薬液を注入すると，胸鎖乳突筋外縁に沿って薬液が広がるのが目視できる．刺入点を中心に丸く広がれば針先が正しい層ではないため，正しい広がりが得られるように針の深さを変えてみるとよい．穿刺部位は，患者の顔をブロック側の反対側に向かせ頭部を浮かすように指示すると，胸鎖乳突筋が確認しやすくなるが全身麻酔導入後では難易度が高くなる．

b）超音波ガイドによる頚神経叢ブロック

超音波ガイドでは浅頚神経叢から中頚神経叢，深頚神経叢までブロック可能であるが，美容外科においては浅頚神経叢ブロックのみで十分である．浅頚から中頚にかけては同一の層で深頚もほぼ隣接しており明確に浅頚のみにすることはかえって困難かもしれない．多くの手技書では第4頚椎レベルで顔を反対側に向け外側から穿刺する方法が記載されている．当院では内側からの穿刺を行っているため，顔の向きを変えなくても両側のブロックが可能である．

超音波ガイドの頚神経叢ブロックの目標部位は，胸鎖乳突筋下縁の2枚の筋膜の間である．外側からの穿刺では筋膜の層と針が平行に近くなるため，目標となる層に向けて針の角度を変更しても目標部位に到達しにくいために，意図せず中頚神経叢から深頚神経叢の方に刺入される．内側からの穿刺では常に針先は目標となる筋膜に向かって進み深さだけで正しい層に到達可能で，より浅頚神経叢ブロックにしたければ針を寝かせ外側の浅いところに到達するようにすればよいし，中頚から深頚神経叢のブロックが必要であれば針を立ててより神経根に近い場所でブロックすることができる．

全身麻酔で使用する薬物とその管理法

当院では，笑気や吸入麻酔薬は大気汚染や悪性高熱などの合併症を考慮して使用していない．表1に当院で使っている麻酔薬と適用量を示す．

1．鎮静薬

短時間作用の鎮静薬を使うことで日帰り手術の妨げにならない薬物を選択する．プロポフォールは鎮痛作用がない短時間作用性の鎮静で，すでに多くの施設で使用されている．神経ブロックで十分な鎮痛ができていれば気道確保なしでも使用できるが，鎮痛薬が必要な場合は気道確保し人工呼吸が必要になる．

レミマゾラムベシル酸塩は，短時間作用性のベンゾジアゼピン系薬物で世界に先駆けて日本で全身麻酔の適応となったものである．組織内で代謝されるため肝機能，腎機能の影響がなく，プロポ

表 1. 当院で使っている麻酔薬と適用量

	薬剤名(一般名)	適用量	拮抗薬
鎮静薬	プロポフォール	7 mg/kg/h	
	レミマゾラムベシル酸塩	0.7 mg/kg/h	フルマゼニル
	デクスメデトミジン塩酸塩	1 μg/kg	
鎮痛薬	フェンタニルクエン酸塩	3〜4 μg/kg	ナロキソン塩酸塩
	レミフェンタニル塩酸塩	0.2 μg/kg/min	
	ケタミン塩酸塩	約 1 mg/kg	
	ロクロニウム臭化物	0.6 mg/kg	スガマデクスナトリウム
術後鎮痛	デキサメタゾンリン酸エステルナトリウム	6.6 mg	
	アセトアミノフェン	1 g	
	フルルビプロフェン	50 mg	

フォールより速やかな覚醒が期待できるとされているが，実際に使用してみた感想では特に覚醒が早い印象はない．ただし，フルマゼニルで拮抗可能なため結果的にはプロポフォールより早く覚醒できている．プロポフォールより効果にばらつきがある印象があり，入眠に至らなかった症例の報告も出始めている．添付文書では 12 mg/kg/h で投与開始ののち入眠後は 1 mg/kg/h で維持と記載されているが，多くの症例で 1 mg/kg/h でも入眠し 0.5 mg/kg/h で維持可能である．そもそも 1 mg/mL の薬剤を 12 mg/kg/h で投与となると体重 50 kg でも 600 mL/h での投与が必要で，ほとんどのシリンジポンプで対応できていない．

デクスメデトミジン塩酸塩は挿管時のみならず抜管後も使用できる鎮静薬で，呼吸抑制が少なく血圧低下も起こしにくい．ブロックによる鎮痛が良好であればデクスメデトミジン塩酸塩を中心にした鎮静下での手術も不可能ではない．当院では，コロナ禍によるプロポフォールの出荷制限に対応するために導入薬の補助として使用していたが，抗炎症作用があり術後せん妄を改善するため導入時に使用している．

2．鎮痛薬

短時間作用のレミフェンタニル塩酸塩で手術中の鎮痛が可能になり術中の麻酔管理が簡単にはなったが，術後の鎮痛にはならないので他の鎮痛薬や神経ブロックを併用することを考慮すべきである．フェンタニルクエン酸塩もレミフェンタニル塩酸塩とほぼ同じように作用するが，その血中濃度の変化は全く違っている．静脈内に投与したフェンタニルクエン酸塩は血中から脂肪や筋肉に移行するため速やかに濃度が減少するが体内で平衡に達したのちはゆっくりとしか減少しない．手術中に必要な血中濃度を維持し続けると当然術後に呼吸抑制が起こる．導入時に気道確保の刺激を抑えるために使用し，手術終了時の必要な血中濃度を予めシミュレーションしてその後の追加量を予定すれば大幅な覚醒遅延は防ぐことができる．

ケタミン塩酸塩はオピオイドと異なる部位で作用し呼吸抑制も少なく，術後鎮痛にも寄与するため多くの症例で使用している．ほとんど導入時のみの使用であるが，ケタミン塩酸塩は術後 1 日の疼痛を減弱させるだけでなく乳腺切除後の慢性痛の頻度も減らしている．

3．筋弛緩薬

現在使用できる筋弛緩薬はほぼロクロニウム臭化物のみで，スガマデクスナトリウムで拮抗可能である．確実な拮抗をするためには，効果の評価が必須で，当院では全例で TOF(Train Of Four stimulation)watch または TOF scan によるモニターを行っている．どちらも加速度センサーによる測定のため特有の誤差を生じ得ることを認識したうえで使えば速やかに回復できる．

気管挿管と声門上器具

以上の神経ブロックと全身麻酔薬を組み合わせて麻酔を行うが，軽い鎮静から気管挿管を伴う深い全身麻酔まで様々である．浅い鎮静で手術可能

であれば気道確保が不要である．日帰り手術を行う美容外科医にとって，最も望ましい状況だと考えられる．しかしブロックの効果が十分でも耐えられない人もいるかもしれない．この時に鎮静レベルを上げれば上気道が閉塞する．さらに痛みがあれば鎮痛薬を使用することで呼吸も停止する．まずは気道確保の手段を身につけるべきである．

LMA classic®（The classic laryngeal mask）の登場以降，声門上器具の適応は拡大され，どこから挿管が必要かは曖昧になってきている．麻酔導入で換気できなければ低酸素から心停止にいたることは容易に想像できるはずである．できるだけ浅い鎮静レベルで手術を行いたい一番の理由かもしれない．しかし気道確保ができればより確実に手術中の鎮痛が可能で，これは良好な術後鎮痛以上に大切なことである．気管挿管と声門上器具のどちらも使えるようになれば安全性を担保したうえで確実な術中の鎮痛が可能になる．気管挿管をできるように準備し少しでも不安があれば挿管して管理する．挿管にあまり不安がなくなれば声門上器具に慣れるようにする．以上を心掛けて経験を積めば可能な麻酔は拡大する．

当院での気管挿管はすべてビデオ喉頭鏡であるマックグラス®で行っている．気管チューブはブレード，テーパーガードチューブ，スタイレットのセットにすることでコストも抑えられる．予期せぬ挿管困難に対応するため X3 ブレードも準備している．時々電池の不具合で正常に動作しないことがあるので予備の電池も必要である．

声門上器具の種類も増えて選択の基準が難しいかもしれない．現在国内で最も使用されているのは LMA ProSeal® で，次が i-gel® だが，当院では主に i-gel® を使用し Ambu Aura Gain® も準備している．どちらもディスポーザブル，胃管留置ができ，開口部バーがないため声門上器具を通して気管挿管も可能である．リユース可能な LMA ProSeal® が最も低価格と考える麻酔科医もいるようだが，当院で採用している i-gel Resus Pack® は水溶性ゲル，胃管，固定用バンドまで入ってお

り相当回数使用しないと LMA ProSeal® にコスト面での利点は見出せない．テープではなく固定用のバンドを引っ掛ける方法は，顔面にテープ跡をつけないので美容外科では第一選択にするべきである．

神経ブロックを併用した全身麻酔管理法の実際

硬膜外麻酔や神経ブロックで手術刺激がほぼ可能であれば，自発呼吸下でプロポフォールやレミマゾラムベシル酸塩，デクスメデトミジン塩酸塩などの鎮静薬中心で管理可能である．更に深い鎮静が必要であれば上気道の閉塞を起こし，鎮痛薬も必要であれば呼吸停止に至るため気道確保が必要である．気道確保を行う場合は，自発呼吸下で鎮静薬を中心とした管理よりも更に深い麻酔が必要である．

1．自発呼吸での管理

プロポフォール持続またはレミマゾラムベシル酸塩の持続投与を行う．基本的な投与量は表1に示す通りで，鎮静度呼吸状態を観察しながら微調整する．幸い薬液濃度も10倍なので投与速度は同じである．

2．気道確保を伴う管理

気道確保を行う場合は更に麻酔深度を深める必要があるが，短時間作用の薬剤で十分効果を得られるようにすれば，微調整を行わない静脈麻酔も可能である．多少過量投与になっても短時間作用であれば回復できる．自発呼吸下同様に 7 mg/kg/h のプロポフォールまたは 0.7 mg/kg/h のレミマゾラムの持続投与を開始，ケタミン塩酸塩約 1 mg/kg，フェンタニルクエン酸塩 3～4 μg/kg，デクスメデトミジン塩酸塩 1 μg/kg を投与し声門上器具を挿入，フェンタニルクエン酸塩で換気困難になればロクロニウム臭化物 0.6 mg/kg 投与，術中鎮痛薬が必要であればレミフェンタニル塩酸塩の持続投与を開始する．気管挿管の場合は 0.2 μg/kg/min のレミフェンタニル塩酸塩とロクロニウム臭化物を追加し挿管する．手術終了まで持続投与を継続する．

3．術後鎮痛法

術後鎮痛は麻酔開始時より始める．執刀前にデキサメタゾンリン酸エステルナトリウム6.6 mgの静注とアセトアミノフェン1gを投与開始する．デキサメタゾンリン酸エステルナトリウムはCOX2，アセトアミノフェンはCOX3を阻害して鎮痛作用をもたらすが，どちらも単独では不十分である．手術終了時にはフルルビプロフェンを投与する．初回投与から十分時間経過していれば，再度アセトアミノフェンの投与も行う．内服可能になればアセトアミノフェンの内服にジクロフェナクナトリウムやロキソプロフェンナトリウム水和物を加え，さらに鎮痛が必要な場合はコデインリン酸塩錠または塩酸ペンタゾシン錠などのオピオイドを追加する．

4．術後の悪心嘔吐対策

術後悪心嘔吐のリスクファクターとして女性，非喫煙者，乗り物酔い，術後悪心嘔吐の既往があり，その原因は単独ではないため1種類の薬物で対応するのは無理がある．デキサメタゾンリン酸エステルナトリウムは鎮痛のみならずPONV（postoperative nausea and vomiting）も抑制する．術中はプロクロルペラジンマレイン酸塩錠10 mgも投与し，不十分であればメトクロプラミド，グラニセトロン塩酸塩を追加する．さらに不十分であればナロキソン塩酸塩で麻薬の拮抗，ヒドロキシジン塩酸塩の投与を考慮する．

おわりに

非麻酔科医である美容外科医が全身麻酔を行い日帰りさせる場合は，まずは難しそうな患者を避けることが肝要である．肥満，頸椎可動性の制限，開口障害などすぐにわかる挿管困難な患者は日帰りの予定にしないことである．

参考文献

1) Practice guidelines for sedation and analgesia by non-anesthesiologists. by the American Society of Anesthesiologists Task Force on Sedation and Analgesia by Non-Anesthesiologists. Anesthesiology. **96**：1004-1017, 2002.
2) 南雲吉則ほか：【日帰り手術】美容外科・形成外科の日帰り手術．からだの科学．**229**：45-48, 2003.
3) 小板橋俊哉：静脈麻酔薬と麻酔法．標準麻酔科学．古家　仁ほか編．30-39, 医学書院，2018.
4) 藤原祥裕：局所麻酔法―その他の局所麻酔．標準麻酔科学．古家　仁ほか編．111-116, 医学書院，2018.
5) Elakany, M. H., Abdelhamid, S. A.：Segmental thoracic spinal has advantages over general anesthesia for breast cancer surgery. Anesth Essays Res. **7**：390-395, 2013.
6) 南雲吉則：【症例検討：乳癌と麻酔】開業医における乳腺外科麻酔：持続胸部硬膜外麻酔が有効．LiSA.　**7**：1222-1226，2000.
7) Yeung, J. H., et al.：Paravertebral block versus thoracic epidural for patients undergoing thoracotomy. Cochrane Database Syst Rev. **2**：CD009121, 2016.
   Summary　硬膜外麻酔の穿刺不成功率が統計的に示されている．
8) Patel, S. Y., et al.：Epidural anesthesia may be associated with increased postoperative complications in the elderly population undergoing radical cystectomy：an analysis from the National Surgical Quality Improvement Project（NSQIP）database. World J Urol. **39**：433-441, 2021.
   Summary　高齢者に対する硬膜外麻酔下の膀胱全摘出におけるリスクについて書かれている．
9) 櫻庭園子，久米村正輝：【硬膜外さいこう】胸部手術には胸部傍脊椎ブロックを　超音波ガイド下時代の鎮痛法．LiSA. **28**：802-806，2021.
10) Blanco, R.：The 'pecs block'：a novel technique for providing analgesia after breast surgery. Anaesthesia. **66**：847-848, 2011.
   Summary　短報であるがPECSブロックを初めて報告した．
11) Blanco, R., et al.：Ultrasound description of Pecs II（modified Pecs I）：a novel approach to breast surgery. Rev Esp Anestesiol Reanim. **59**：470-475, 2012.

PEPARS No.193：19-26，2023

◆特集／形成外科手術 麻酔マニュアル

小児における日帰り全身麻酔手術

楠田千佳[*1]　小野田素大[*2]

Key Words：日帰り手術（day surgery），全身麻酔（general anesthesia），小児形成外科手術（pediatric plastic surgery），小児麻酔（pediatric anesthesia），緩徐導入（slow induction）

Abstract　形成外科において，成人であれば局所麻酔下に施行するような小手術でも，安静維持が難しい小児では全身麻酔が必要となることが多い．近年，麻酔の発達とともに日帰り全身麻酔手術が可能となり小児の形成外科で扱う手術はそのよい適応となるが，実際行っている施設は限られている．兵庫県立こども病院は全国に先駆けて1985年から日帰り全身麻酔手術を導入しており，本稿では我々の施設で行っている工夫や注意点を挙げながら，日帰り全身麻酔手術の方法，メリット，デメリットについて述べる．

　日帰り手術は，入院手術に伴う患児本人や家族の時間的・社会的制約を軽減できる．一方，術直前に来院し術直後に帰宅するという限られた病院滞在時間の中で，全身麻酔に伴う合併症を予防する医療体制を整える必要があり，そのための人員，時間，空間が必要となる．また安全性の観点から適応症例が限られる．

　我々は年間130例程の日帰り全身麻酔手術を行っており，病院側の負担や症例の制限はあるが，患児本人と家族の負担軽減，手術待機数の減少，入院病床の確保などに日帰り全身麻酔手術は有効であると考えている．

はじめに

　形成外科では体表近くに限局された手術が多く，局所麻酔下に施行する手術も多い．しかし小児の場合，安静維持が難しく全身麻酔が必要となることが多い．かつて全身麻酔を行うには入院加療を要したが，周術期管理や麻酔方法の進歩により日帰り全身麻酔手術が可能となり，本邦でも1980年代頃から導入され始めた．小児の分野においては1985年に兵庫県立こども病院で導入され，徐々に全国的に行われるようになってきた[1]．

　安全に日帰り全身麻酔手術を行うためには，適切な患者の選択，麻酔方法や手術方法の工夫，特別な周術期の診療体制が重要となる．本稿では，形成外科における小児の日帰り全身麻酔手術の実態について，我々の施設での取り組みを例に挙げながら紹介する．

小児の全身麻酔

　成人の麻酔導入は通常，急速導入で行われる．急速導入とは覚醒時に静脈路を確保し，静脈麻酔薬を投与して入眠させる方法である．一方，小児では覚醒している状態で静脈路を確保することが難しいため，先に吸入麻酔薬で入眠させる方法が取られ，これを緩徐導入と言う．この緩徐導入には，亜酸化窒素およびセボフルランが用いられる．

　セボフルランは強力な吸入麻酔薬であり，異臭

---
*1　Chika KUSUDA，〒650-0047　神戸市中央区港島南町1丁目6-7　兵庫県立こども病院形成外科，専攻医
*2　Motohiro ONODA，同，科長

や気道刺激性が少なく，緩徐導入に適した薬剤である．亜酸化窒素は弱い鎮痛・鎮静作用を持ち，麻酔導入開始時のマスクの受け入れが向上するためセボフルランに併用されるが，強力な温室効果ガスであることや，中央配管もしくはボンベが必要であることから，その使用頻度は減少している[2]．麻酔維持には，セボフルランやプロポフォールが用いられる．いずれも短時間作用性であり，投与中止後に速やかに覚醒することから，日帰り手術には適している．プロポフォールは小児でよく見られる覚醒時の興奮や術後の嘔気嘔吐（postoperative nausea and vomiting；PONV）の発生頻度が少ない[2]ことから，我々の施設ではプロポフォールを用いた全静脈麻酔（total intravenous anesthesia；TIVA）を用いることが多い．プロポフォールによる長時間の鎮静は，乳酸アシドーシスを発症し治療抵抗性の心不全，横紋筋融解に至るプロポフォール注入症候群（propofol infusion syndrome；PRIS）の原因となり得るため，小児集中治療の現場においては持続鎮静を目的としたプロポフォールの使用は忌避されているが[3]，短時間の手術はその限りではなく，むしろ上記の通り有用であると考える．

小児における日帰り全身麻酔手術の長所，短所

1．長 所

まず手術に要する日数が少ないことは最大の長所である．低侵襲な手術であっても全身麻酔下にて行う場合，術前後少なくとも1日ずつを病院で過ごさねばならず，この期間患児は学校を欠席し，保護者も仕事を休み，同胞がいればその世話も必要となる．日帰りでの治療が可能であるならこのような時間的・社会的負担が軽減される．

また入院は患児にとって大きな精神的ストレスとなる．家とは違う環境での生活や家族と離れている時間は患児に不安と恐怖を与える．日帰り手術ならば手術直前まで家族と過ごすことができ，手術が終わればすぐに日常生活に戻ることができるので，入院手術と比較して患児の精神的負担も軽減される．

2．短 所

術当日に帰宅するためには，安全で速やかな術後覚醒が最も重要である．そのため，覚醒遅延をきたす危険性がある薬剤や手術内容は避ける必要がある．とりわけ小児は成人と比べて抜管後の気道閉塞リスクが高いため，手術内容や体位などを慎重に検討している．さらにスムーズに複数の手術をこなすには，確実な周術期管理も重要である．入院手術であれば，医療者がほとんどの術前後の管理を担うが，日帰り手術では保護者が担う部分も大きい．術前の体調管理や飲食の制限，術後帰宅してからの経過観察を確実に行っていただく必要がある．このことは保護者の負担となり，医療者側としても不安材料になり得る．周術期管理の一部を保護者が安全に担えるための教育体制や，トラブル発生時に対応できるバックアップ体制を整える必要がある．また日帰り手術に特化した手術室の運用も必要となり，その分の時間や人員，空間を要することになる．

日帰り全身麻酔手術の適応

日帰り全身麻酔手術では，周術期管理の一部を自宅で行うため，手術に関連する異常の発見や対応が遅れてしまう危険性がある．そのリスクを回避し，安全に手術を行うために，日本麻酔科学会では「日帰り麻酔の安全のための基準」[4]を設けている（表1）．ここで注意すべきことは，疾患に関する適応条件だけでなく，術前後のケアを自宅で間違いなくできるための生活環境に関する条件を満たす必要があるということである．表2[2]に実際運用している適応条件を示す．主治医が外来で日帰り手術を決定する際には，表2を参考に適応があるかどうかを確認する．さらに，術後の気道閉塞リスクが高い体位や手術内容のものは避けるようにする．患者の社会的背景や細かな手術内容は主治医にしかわからないこともあり，主治医が責任を持って症例を選択することが重要である．

表 1．日帰り麻酔の安全のための基準

1．日帰り麻酔の選択にあたっては，
　　1）事前に，麻酔科医により診察，術前評価を行うこと．
　　2）患者や家族へ日帰り麻酔の主旨とリスクについて十分説明し，了解を得ること．
　　3）帰宅時の付き添いや自宅で介護できる人がいること．
　　4）緊急事態が生じたときに速やかに受診できる範囲に居住していること．

2．看護要員，設備，および体制については，
　　1）術前の指示，処置，バイタルサインの評価ができること．
　　2）帰宅可能となるまでの看護と観察ができること．
　　3）帰宅後の術後経過の確認方法と異常事態への対応が確立していること．
　　4）入院できるベッドが確保されていること．

3．麻酔中の患者の安全を維持確保するために，全身麻酔，硬膜外麻酔，脊椎麻酔に限らず，術中に鎮痛・鎮静薬を使用する際には，日本麻酔科学会の「安全な麻酔のためのモニター指針」を尊守すること．

4．帰宅にあたっては，① 意識状態，② 呼吸機能，③ 循環動態，④ 運動能力，⑤ 出血，⑥ 疼痛などについての基準を設け，麻酔科医が診察・評価を行うこと．

（文献 1 より引用）

表 2．兵庫県立こども病院における日帰り全身麻酔手術の適応条件

手術内容に関する条件
　1．約 1 時間以内の手術
　2．体表の，出血が少ない手術
　3．術後疼痛が強くない手術

保護者，環境に関する条件
　1．自宅から 2 時間以内に来院できる（新幹線，航空機利用は除く）
　2．保護者が絶飲食の必要性を理解し実行できる，帰宅後に電話連絡，再受診ができる
　3．帰宅が遅くなったり，入院が必要となったりする場合に対応できる

患児に関する条件
　1．年齢：受胎後週数 60 週以降
　2．感染症の罹患
　　　a）上気道感染：治癒して 2 週間以上経ってから
　　　b）下気道感染，肺炎：治癒して 4 週間以上経ってから
　　　c）水痘，麻疹，風疹，流行性耳下腺炎：治癒して 4 週間以上経ってから
　3．発達遅滞，染色体異常：意識障害がなく，活動性が十分ある場合
　4．呼吸器疾患
　　　a）喘息：最終発作から 4 週間以上経ってから
　　　b）その他：在宅酸素療法中ではない，重症の無呼吸がない
　5．循環器疾患
　　　a）根治術前：軽症で症状がない
　　　b）根治術後：心機能が良好，運動制限がない，肺高血圧がない
　6．てんかん，痙攣性疾患：最終発作から 1 か月以上経ってから
　7．神経・筋疾患（筋ジストロフィーなど）：適応外
　8．腎，代謝内分泌疾患：軽症例
　9．その他：家族歴，既往歴に悪性高熱症がない

（文献 2，p.335 より引用）

ID：　　　　　　氏名：

日帰り手術のための確認事項

☐ これまでにかかった病気、現在かかっている病気について、すべて医師に伝えましたか？

（循環器疾患、ぜんそく、てんかん、その他）
病状によっては麻酔や手術の後に特別な注意が必要になるため、入院手術のほうがよい場合があります。医師に伝えていない病気がある場合は申し出てください。

☐ 血縁者の方で全身麻酔を受けたときに異常があった方はいますか？

（たとえば、麻酔薬が原因で高熱を出した方　など）

☐ 手術日の近くに予防接種を予定されていませんか？

予防接種から一定期間が空いていないと手術ができません。右頁をご参照ください。

☐ 普段使用しているお薬はありますか？

☐ アレルギーはありますか？

☐ お住まいは病院まで片道2時間以内ですか？（新幹線・飛行機での移動は除きます）

手術後は吐き気やからだのだるさで、長時間の移動がお子様の負担になることがあります。また、帰宅後に体調がすぐれない場合は、再受診していただく必要がありますので、日帰り手術は病院のお近くにお住まいの方に限定しています。手術の前日と当日に病院近くのホテル等に宿泊する場合は手術可能です。

☐ 手術前日の診察と手術当日、手術を受けるお子様以外に、15歳以下のお子様をお連れになりますか？

（お連れになる場合は最低2名の保護者の方にお越しいただく必要があります）
日帰り手術への入室は、手術を受けるお子様とご両親を基本として、付き添いの方2名までとします。患児以外の15歳以下のお子様は日帰り手術待合室、リカバリー室を含め入室できませんので、保護者の方と日帰り手術室以外の場所でお待ちいただきます。

日帰り手術を受けるお子様の保護者の方へ

☆麻酔・手術を受けるためのお願い☆

予防接種を受けてから、手術日（麻酔をかける日）までに以下の期間が空いていないと、麻酔・手術ができません。

- ●接種後、手術日まで3週間以上空けるもの
  麻疹・風疹・MR・おたふくかぜ
- ●接種後、手術日まで2日間（48時間）以上空けるもの
  水痘・BCG・ロタウイルス・インフルエンザ・B型肝炎・肺炎球菌・三種混合（DPT）・四種混合（DPT-IPV）・ヒブワクチン・日本脳炎・ポリオ・子宮頸がん

※なお手術後、予防接種が可能になる時期については、術後に医師に確認してください。

手術予定日の2週間以内に次のようなことが起こったときは、手術を延期・中止する場合がありますので、受診されている診療科にご連絡ください。

- ●咳、鼻水などの風邪症状、発熱、発疹、下痢、嘔吐などの症状がある場合
- ●本人またはご家族が感染性疾患、水痘、風疹、伝染性紅斑、流行性耳下腺炎、手足口病、インフルエンザにかかった場合または学校、保健所、近所で流行している場合

病院に行く理由をお子様によく説明し、納得して麻酔や手術を受けることができるようご協力ください。

お子様が安心して手術を受けられるよう、何のために病院へ行くのか、何をするのかを、お子様が理解しやすい言葉で、よく説明していただくようお願いします。
手術を受けることを知らされていなかったり、嘘を言われたりして来院した場合、お子様は状況が飲み込めず、病院や医師、看護師に対し不信感を抱いたり、恐怖を感じたりする可能性があります。その結果、処置に対して協力が得られず、円滑に麻酔・手術が行えません。また、必要以上に恐怖を与えることは、精神発達の面から好ましくないと言われています。

★手術前日（　　月　　　日）のスケジュール★

＜母子手帳・おくすり手帳を持参してください＞

受　付	診察券を再診受付機に投入して出力される受付表を持参し、Bブロックで受け付けをしてください。
体調の確認	外来看護師が体調の確認をします。何か気になる点は、この時にご相談ください。
本日の予定説明	本日のスケジュールについて説明をします。
計　測	身長・体重の測定をします。
血液検査	採血室で血液検査をします。
	採血が終了したら、午後のオリエンテーションまで空き時間となります。食事を済ませておいてください。
オリエンテーション	：　　　までに、4階 42 日帰り受付へお越しください。 　　　：　　　頃から、手術待合室で、看護師による翌日の手術のオリエンテーションを行います。その時に、手術当日のスケジュールをお渡しします。 ※患児以外の15歳以下のお子様は入室できません。
麻酔科医による診察	オリエンテーション後、　　　：　　　頃から麻酔科医による診察があります。 手術当日の来院時間、絶飲食について説明があります。この時に、麻酔同意書をお渡しします。 麻酔に関して気になる点は何なりとお申し出ください。 （診察はおおむね15:00頃までに終了します）
手術室内見学	翌日の手術で使用する手術室を見学することができます。（手術で使用中の場合、見学できないことがあります）

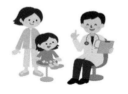

★手術当日（　　月　　　日）のスケジュール★

手術当日のおおまかなスケジュールは以下のようになります。
詳細なスケジュールは手術前日のオリエンテーションでお渡しします。

絶飲食	手術当日は食べたり飲んだりする時間に制限があります。（詳細は前日の麻酔科診察で説明いたします。）
体調チェック	当日、体調が悪いときは手術が受けられない場合があります。起床したら体調をご確認ください。
来院時刻	手術の順番によって決まります。前日の麻酔科診察時にお知らせします。（手術の順番によりおおむね8:45〜12:30となります）
受　付	診察券を再診受付機に投入して出力される受付票を持参のうえ、4階 42 日帰り受付へお越しください。
手術待機	手術開始までで、日帰り手術待合室でお待ちください。お待ちの間に看護師が同意書などの書類を確認いたします。体調など気になる点はこの時に看護師にお伝えください。※患児以外の15歳以下のお子様は入室できません。
手術開始	手術の順番になりましたらご案内します。（前のかたの手術が長引いたりすることで開始時間が遅れることがあります。）
手術終了後	手術後はリカバリー室で麻酔からの覚醒を待ちます。術後の注意点はこの時にご説明します。その後病棟へ移動し、回復の程度を確認します。医師が診察し、許可がでれば帰宅することができます。
会　計	会計へ行き会計を済ませてから帰宅してください。
帰宅後	帰宅後に気分が悪くなることもあります。ひとりにせず、様子をみてください。

※麻酔・手術後は嘔吐や、発熱などで体調の回復に時間がかかることがあります。このような時は帰宅時間が遅くなる場合や、そのまま入院していただくことがあります。

★手術当日の持ち物★
○前開きのパジャマ（脱ぎ着しやすいもの）　　　　○手術後の飲み物
○着替え用の下着・オムツ（多めに）
○大判のバスタオル・ティッシュ
○ビニール袋（着替え用とエチケット用）
○手術同意書
○麻酔同意書
○手術当日のスケジュール表

> 糖分が入った飲み物が好ましいです。粒入り・ゼリー入りは避けてください。ミルクを飲まれる方はミルク、白湯をご持参ください。

手術前日、当日のことで不明な点は、前日のオリエンテーションの際にお尋ねください。

図1.　術前オリエンテーションで用いる資料

手術当日の流れ

1．術前検査，患児と保護者への説明

A．術前検査

日帰り麻酔の適応となる患児の条件は，原則として既往，併存疾患がない，またはあってもコントロールが良好な状態としており，術前検査は最小限でよい．我々の施設では必要時以外は血液検査やX線検査も行わない．

B．患児と保護者への説明

安全かつスムーズに手術を行うために術前の丁寧な説明は必須である．必要な情報を与えるとともに患児本人と家族の不安を理解し，それぞれを取り除くような説明を行う．多くの保護者は，全身麻酔の安全性，疼痛，術前後の管理，術当日の流れなどに多数の不安を持っている．家族の不安は患児にも伝わり患児の不安を増幅させるので，家族の理解を得ることはとても重要である．一方患児は，親から引き離され知らない環境におかれることに恐怖を覚え，年長児であればなおのこと疼痛や麻酔など具体的な事象に対して不安を持つ．これらを解消するために，オリエンテーションではパンフレットや動画を利用して当日の流れを説明する(図1)．また，実際に手術室を見学したりマスクを手に取ってみたりして，大人も子供も直感的に理解しやすいよう工夫を行っている．このようにすると，説明内容や実際の空間を目の当たりにした患児がどのような反応をするか知ることもでき，患児の反応がわかれば不安を取り除くための工夫もできる．たとえば術前説明で用いたマスクは自宅に持ち帰り，イラストを描くなどして，より親しんだアイテムにして当日持参いただくことも1つの方法である(図2)．我々の施設では，このオリエンテーションを手術の前日に行っている．また，オリエンテーションと同日に麻酔科の診察も受けていただき，日帰り全身麻酔として問題ないことを麻酔科医の目でも再確認していただいている．

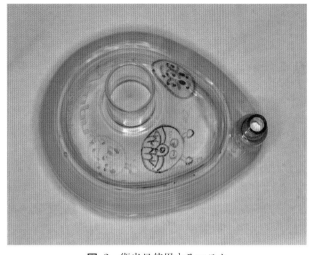

図2．術当日使用するマスク
児の好きなキャラクターのイラストを描いてご持参してくださったもの

2．術前管理

A．体調管理

手術直前に感染症などによる急な体調不良や基礎疾患の悪化などが生じた場合は手術を延期しなければならない．日帰り手術に限らず，手術のために調整した日常の予定を急な体調不良で再調整せねばならないのは心苦しいことではあるが，体調不良に伴う麻酔の危険性を十分理解し延期に協力していただく必要がある．日帰り手術の場合，術直前のわずかな時間しか医療者側が患児の状態を確認できないことも多いため，保護者の十分な理解と体調管理，異常が生じた際にご連絡いただくことが特に重要となる．

B．経口摂取の管理

経口摂取に関しても同様である．経口摂取の制限を守らないと気道確保上での合併症を招く危険性があることをしっかりと理解いただき，遵守していただかねばならない．具体的な制限内容は，入院手術と同様である．人工乳・牛乳は麻酔導入6時間前まで，母乳は4時間前まで，清澄水は2時間前まで摂取可能である．日本麻酔科学会の「術前絶飲食ガイドライン」[5]では，固形食の摂取に関してその定義が曖昧かつエビデンスも不十分であることから明確な制限時間は示されていないが，我々の施設では術当日は摂取禁止としている．また同ガイドラインでは清澄水に果実を含ま

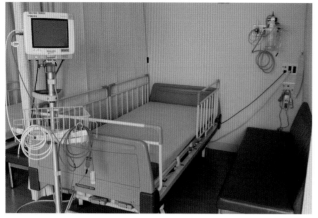

図 3. PACU のベッドの様子
各ベッドにはモニターと保護者が使用するソファを備え付けている.

ないジュースも含まれているが, 我々の施設では日帰り手術の際にはジュースとしてポカリスエット®, アクエリアス®のみを許可している. これは様々なジュースが市販されている中で, 保護者が誤って胃排泄時間の遅い飲料を与えてしまう可能性を減らすためである.

C. 入室の工夫

我々の施設では, 手術予定時刻の 1 時間前には来院いただき, 待合室で待機していただく. 待合室には絵本やおもちゃを備えておき, 患児が退屈しないようにしている. 入室の際には患児の好む音楽をかけ, あたたかい雰囲気で手術室へ迎える. 手術台の枕などには患児の好きなキャラクターグッズを使用するなど安心できる空間づくりを心がけている. 保護者には手術台まで付き添ってもらい, 麻酔がかかるまで寄り添っていただく. 手術台で臥位になることが難しければ保護者に抱きかかえられた状態でマスクをあてるなど, 患児のストレスをできるだけ避けながら麻酔導入を行う. 麻酔の効果が出始めると, 患児の体動が大きくなることもあるので, 保護者には予めその可能性を伝え, 過度な不安を抱かせないように配慮する. 十分に麻酔導入できればそのことを保護者にお伝えし退室していただく.

3. 術中管理

術後スムーズな覚醒, 帰宅が可能となるような術中管理が必要である. 麻酔薬は速やかな導入と

覚醒を得られるものを使用する. 小児の場合, 前述の方法で緩徐導入した後, 吸入麻酔薬であればセボフルラン, 静脈麻酔薬であればプロポフォールで深麻酔を維持することが多い. 我々の施設では, できるだけプロポフォールを用いて TIVA を行い, 術後の覚醒時興奮や PONV を回避するようにしている. 術中の気道確保の方法は, 気管挿管, 声門上器具, マスクによるものが挙げられる. 声門上器具やマスクによる気道確保は侵襲が少なく, 小児日帰り手術の多くに用いられる. 一方, 気管挿管は最も確実な気道確保であり, 固定性も高いため, 口腔内手術や腹臥位手術などではためらうことなく気管挿管を行っている. ただ, 気管挿管は術後の違和感や嗄声の原因となり本人や家族に不安を与える可能性があるため, 必要最小限となるよう留意している. 術後疼痛もスムーズな回復の妨げとなる. アセトアミノフェンや非ステロイド性抗炎症薬(non-steroidal anti-inflammatory drugs；NSAIDs), 局所浸潤麻酔を用いて十分な鎮痛を図る. これらで鎮痛が難しいような症例はたとえ体表近くの病変であっても不適応と考える. また, 創部の術後経過も自宅で観察することになるので, 創部管理が簡便な手術内容であることは必須である. ドレーン管理が必要な創部や, 難しいドレッシングを要するような創部は, 自宅管理には不向きである. そのような症例は, そもそも日帰り手術として選択すべきではないが, もし術中の経過から急遽術後管理が困難なことが予想された場合は, 入院下での術後管理に切り替えを検討する. その他深刻な合併症が危惧される場合も同様である.

4. 術後管理

手術終了後は十分な自発呼吸と酸素化を確認してから退室し, 術後回復室(post-anesthesia care unit；PACU)(図 3)へ移動する. 帰宅可能な状態になるまで, この PACU で過ごす. その際, ベッドサイドで保護者に付き添っていただく. 保護者には覚醒時興奮の可能性を伝えておき, 何かあれば常駐看護師が即座に対応する. 経過観察中は必

表 3. 術後の帰宅基準

1. バイタルサインが安定している.

2. 外科処置的に問題なく,止血が確認されている.

3. 悪心,嘔吐がない,または治まっている.

4. 意識が清明である(乳幼児では泣く,笑うなどの反応がある).

5. 歩行など自力の運動が可能である.

6. 話しかけに対する応答が正常である.

7. 親が帰宅に納得,同意している.

(文献 2,p.337 より引用)

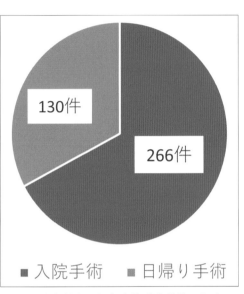

図 4. 兵庫県立こども病院形成外科における
2021 年度の入院手術と日帰り手術の件数

130件
266件

■入院手術　■日帰り手術

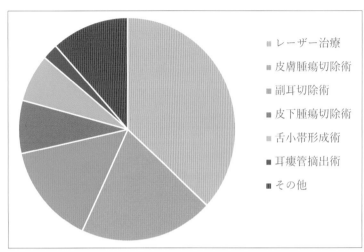

■ レーザー治療
■ 皮膚腫瘍切除術
■ 副耳切除術
■ 皮下腫瘍切除術
■ 舌小帯形成術
■ 耳瘻管摘出術
■ その他

図 5. 兵庫県立こども病院形成外科における 2021 年度の
日帰り全身麻酔手術の内訳

ずしも寝ている必要はなく,おもちゃで遊ぶなど,できるだけ患児の望む過ごし方をしていただく.麻酔覚醒後 1 時間で水分摂取を開始し,摂取後 30 分で PONV の発生がなければその後は自由に水分摂取可とする.嘔吐などがあれば 30〜60 分程度摂取制限をし,患児が希望すれば少しずつ摂取再開する.このように術後早期に経口摂取を開始するので,術中確保した静脈路は患児のストレス軽減のため退室前には抜去しておく.経口摂取後 1〜2 時間程度経過し,帰宅基準(表 3)[2]を満たし,麻酔科医の診察で問題なければ帰宅となる.このように PACU を活用することで使用していた手術室は速やかに次の手術の準備に移ることができ,複数件の日帰り全身麻酔手術を効率よく行うことに役立っている.帰宅後の創部管理や生じ

るかもしれない合併症・対応方法などについては,帰宅前に保護者にしっかりと説明し理解されてから帰宅いただくが,さらに術翌日には看護師または麻酔科医から自宅に電話連絡し,術後の様子を確認する.

日帰り全身麻酔手術の実際

兵庫県立こども病院における現状を示す.2021 年度に形成外科で行われた手術件数は 396 件であり,そのうち 130 件が日帰り全身麻酔手術であった(図 4).日帰り全身麻酔手術の内容は,母斑や血管腫へのレーザー治療が最も多く 48 件,次いで皮膚腫瘍切除術が 26 件,その次に多いのは副耳切除術で 19 件であった.皮下腫瘍切除術は 10 件,舌小帯形成術は 9 件,耳瘻管摘出術は 3 件であっ

た.「その他」に含まれるものはそれぞれ1, 2件程度のもので, 下口唇粘液囊腫, 霰粒腫, 多指症, 皮膚生検, 抜糸, 瘢痕修正, 鼻骨骨折の徒手整復などであった(図5). この中で, 当日急遽入院に切り替えた症例はなかった. 術後, 予約前に再受診となった症例は1件あり, 皮膚腫瘍切除術後の方で熱発を主訴に術当日深夜に救急受診された. 熱源を精査するも明らかな原因は見つからず, 解熱剤処方され帰宅となった. その他の合併症は3件あり, 2件は帰宅後の嘔吐, 1件は帰宅時のふらつきであった. いずれも経過観察にて症状改善した.

考 察

形成外科手術は, 体表近くに限局された手術も多く, それに対して入院を要することを外来で説明すると驚かれることも多い. 全身麻酔による合併症リスクを考えてのことであることを説明すれば理解はいただけるが, 共働きの核家族世帯が多い現在, 入院に伴う時間的・社会的制約を負担に感じる保護者は多く日帰り手術へのニーズは多い. 特にレーザー治療のように出血がなく手術時間が短く, かつ複数回の治療が必要な症例では, ほとんどが日帰り手術で行われている. 日帰り手術の適応条件は限られるが, 我々の施設では年間の手術件数の約1/3を日帰り手術が占めており, 日帰り全身麻酔手術が小児形成外科手術に適した治療形態の1つであると言える. またその件数すべてが入院であった場合を考えると, 日帰り手術の活用が入院病床の有効活用や手術待機件数の削減に役立っていると考えられる. 2021年度の統計からは我々の施設で行っている方法で十分安全に日帰り全身麻酔手術が行えていると言えるが, 術翌日の電話連絡に出られない方が散見される. 今のところそれによるトラブルは生じてはいないが, 今後翌日の経過に関して確実に情報収集する

必要があると考えられる. そのためには我々形成外科医も全身麻酔に対する理解を深め, 経過観察の必要性を伝えていく必要があると考える.

まとめ

麻酔の進歩に伴い, 小児に対してもスムーズな導入と覚醒ができるようになり, 日帰り全身麻酔手術が安全に行えるようになった. 日帰り全身麻酔手術は時間的・社会的制約が少なく, そのニーズは多い. 形成外科手術において, 日帰り全身麻酔手術は有用である. 小児特有の全身麻酔リスクもあり, 日帰り全身麻酔の内容を十分に理解し, その上で適した症例を選択することが必要である. より安全で数多くの日帰り全身麻酔手術を行うために, 形成外科医, 麻酔科医, 看護師やその他医療関係者, そして患者家族の情報共有とさらなる連携が必要である.

謝 辞

本稿の執筆にあたりご指導して下さった兵庫県立こども病院麻酔科 香川哲郎先生に感謝申し上げます.

参考文献

1) 船越禧征ほか：兵庫県立こども病院における日帰り手術について―その運営と実態について―. 小児歯科雑誌. **37**(2)：279, 1997.
2) 香川哲郎ほか：臨床小児麻酔ハンドブック改訂版第4版. 溝渕知司編. 3-39, 58, 72, 78-89, 324-337, 診断と治療社, 2020.
3) 公益社団法人日本麻酔科学会：麻酔薬および麻酔関連薬使用ガイドライン 第3版第4訂. 432, 2016.
4) 日本麻酔科学会, 日本臨床麻酔学会, 日帰り麻酔研究会：日帰り麻酔の安全のための基準. 1999.
5) 公益社団法人日本麻酔科学会：公益社団法人日本麻酔科学会 術前絶飲食ガイドライン. 2012.

PEPARS No.193：27-31，2023

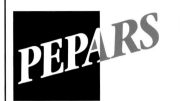

◆特集／形成外科手術 麻酔マニュアル

鎮静を併用した局所麻酔手術

伊藤 謹民*

Key Words：鎮静(sedation)，局所麻酔(local anesthesia)，呼吸抑制(respiratory depression)

Abstract 鎮静を併用した局所麻酔手術は，小児での小外科手術や不安の強い患者・全身麻酔をかけるリスクがある患者で行われることがある．また全身麻酔での手術と比較し，病院によっては麻酔科の介入を要さない点，入院期間の短縮ができる点などで，適応となるケースも多くある．

一方で，鎮静薬の使用方法や適応を誤ると重大なアクシデントを起こす可能性があり，鎮静を併用した局所麻酔手術は慎重に検討されるべきである．

当科で使用している鎮静に用いる薬剤は，プロポフォール，ミダゾラム，デクスメデトミジンなどが挙げられるが，それぞれ投与量や作用発現時間，副作用などに特徴があり，手術症例に応じて選択する必要がある．

本稿では，鎮静を併用した局所麻酔手術に関して，その適応や手術の流れ，鎮静薬による注意点などを解説する．

はじめに

局所麻酔手術おいて鎮痛を図ることは勿論であり，鎮痛が十分であれば鎮静は基本的には不要となるが，小児や高齢者で患者の協力が得られず体動がある場合や，不安が非常に強い場合などには，鎮静を行うことで手術がスムーズに行える．その際には鎮静薬の特徴や作用機序を十分に理解し，合併症を起こさないこと，起こした際に早急に対応できる体制を整えておくことが重要になる[1]．本稿では我々が行っている鎮静を併用した局所麻酔手術の適応や，実際の流れ，注意点について述べる．

鎮静を併用した局所麻酔手術の適応

鎮静を併用した局所麻酔手術の適応は，① 全身麻酔をかけるほどではないが患者側の希望や安静困難などで鎮静を併用する場合，② 全身麻酔が困難なために鎮静薬を併用して手術を行う場合，に大別できる．

また，大きな腫瘍の摘出などで局所麻酔のみでは麻酔薬の投与量が多くなり局所麻酔中毒が懸念される場合などでは，鎮静薬を使用することで局所麻酔薬の使用量を抑えることができるので適応となる．

1．小 児

小児における皮膚皮下腫瘍の摘出術や鼻骨骨折の整復などに鎮静を併用して行うことがある．未就学児においては，通常の麻酔科医による全身麻酔管理での手術が一般的であり，鎮静を併用した局所麻酔手術の適応は限定的である．施行の際は，鎮静薬による合併症や全身麻酔と比較した際

* Norihito ITO，〒160-0023 東京都新宿区西新宿 6-7-1 東京医科大学形成外科学分野，講師

表 1.

薬剤名	初期投与量（成人）	維持投与量	作用発現時間	作用持続時間	注意事項
プロポフォール	0.5 mg/kg をボーラス投与	3 mg/kg/h を持続投与	30 秒	数分程度	呼吸抑制作用が強い
ミダゾラム	1〜2 mg を緩徐に静脈投与	紹介投与量の半量を3分以上開けて投与	数分	数十分程度	効果発現に数分かかるため投与間隔をしっかり開ける
デクスメデトミジン	6 μg/kg/h で10分間初期投与	0.2〜0.7 μg/kg/h を持続静注	10〜15 分	5〜10 分	投与方法がやや煩雑

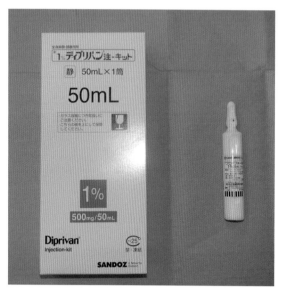

図 1.
プロポフォール（ディプリバン®）

のメリット・デメリットを家族に十分に説明し同意を得る必要がある．

2．高齢者

高齢者においては，全身麻酔をかけるリスクが高い症例において，鎮静を併用した局所麻酔手術を行うことがしばしばある．また，不随意運動や認知機能の低下などにより安静が困難な場合にも適応となることがある．適応症例は，小外科手術から四肢切断術まで多岐にわたる．

高齢者においても，鎮静薬による合併症のリスクは高くなるので，術前に患者本人や家族に十分な説明と同意が必要になる．

3．その他

入院期間の短縮や早期の社会復帰を目的として全身麻酔ではなく局所麻酔での手術を希望される患者や，不安が強い患者においては，鎮静を併用した局所麻酔手術を行うことがある．小外科手術から，口腔内・眼窩の操作を伴わない顔面骨骨折

の整復手術なども可能である．

鎮静に用いる薬剤

薬剤の詳細な作用機序や特徴に関しては，他稿を参照いただきたい．本稿では実際に我々がしばしば使用する薬剤に関して，投与する際の投与量や注意事項についてのみ述べる（表1）[2]．

1．プロポフォール（ディプリバン®）（図1）

現在，全身麻酔の導入に最も頻用される薬剤である．発現時間，作用持続時間ともに短く，分布半減期は2〜8分である．成人患者であれば1〜2 mg/kg の投与で自発呼吸が止まるため，より少量を使用することで自発呼吸を維持したまま鎮静薬として使用できる．実際には 0.5 mg/kg 程度をボーラス投与した後，3 mg/kg/h 程度で持続投与する．しかし本剤は呼吸抑制作用が非常に強いため注意が必要である．

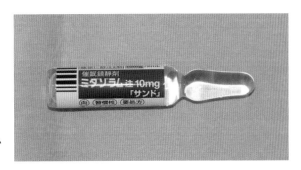

図 2.
ミダゾラム

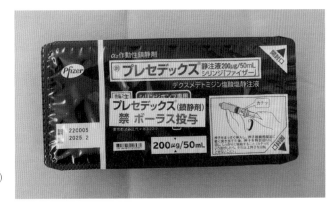

図 3.
デクスメデトミジン(プレセデックス®)

2．ミダゾラム(ドルミカム®，ミダフレッサ®)
（図 2）

成人では初回投与量は 1〜2 mg を緩徐に静脈内に投与し，鎮静が得られるまで 3 分程度の間隔で追加投与をする．プロポフォールと比較し，作用発現までの時間がかかるため追加投与までの間隔をしっかりとることが重要である．作用持続時間が比較的長いため，効果が切れてきた徴候があれば 0.5〜1 mg を追加投与する．

3．デクスメデトミジン(プレセデックス®)（図3）

本剤は，従来 ICU の人工呼吸管理の鎮静に用いられてきたが，2013 年より手術室での鎮静にも使用可能となった[3]．鎮静作用に加え，弱い鎮痛作用や抗不安，交感神経抑制作用を持つ．呼吸抑制作用が非常に弱く，自然な睡眠に近い状態を維持できる．投与方法は，初期負荷投与として 6 μg/kg/h で 10 分間持続投与したのち，0.2〜0.7 μg/kg/h で持続静注する．投与方法がやや煩雑ではあるが，合併症が少ない点や覚醒時の自然な目覚めのような感覚から，最も使用しやすい鎮静薬と考える．

実際の流れ

1．術前準備

全身麻酔に準じた術前検査(採血・採尿・胸部 X 線・心電図)を行い，術前の全身状態の把握を行う．また，既往歴やアレルギー歴などを含めた一般的な病歴聴取は必須である．

術前のインフォームドコンセントが重要なことは言うまでもないが，鎮静薬による合併症や全身麻酔管理への切り替えの可能性，致死的合併症の可能性まで詳細に説明し，同意を得ておくべきである．

2．局所麻酔・鎮静薬の投与

局所麻酔時の安静が保てない場合や，局所麻酔自体による疼痛に患者が不安を感じる場合は，局所麻酔の前に鎮静薬を投与し，鎮静を開始する．鎮静が得られた時点で，局所麻酔を行い，手術を開始する．

一方，局所麻酔自体には耐えられるが，それのみでは鎮痛効果が十分でないことが予想される場合，肝になる部分の操作の前にのみ鎮静薬を投与する方法もある．具体的には，頬骨弓骨折に対す

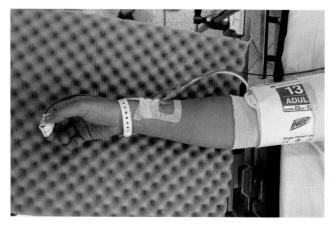

図 4.
術中はパルスオキシメーター，ECG モ
ニター，血圧計の装着は必須とする

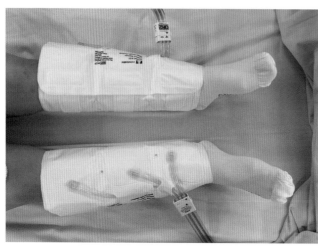

図 5.
長時間の手術の場合は弾性ストッキン
グやフットポンプの使用も考慮する．

る Gillies 法による骨の整復時や，下肢の大切断で
の骨切り時などが挙げられる．

3．術中管理

術中はパルスオキシメーター，ECG モニター，
血圧計の装着は必須とする（図 4）．鎮静薬投与中
は酸素投与も行う．長時間の手術の場合は全身麻
酔と同様に静脈血栓塞栓症予防のために弾性ス
トッキングの着用やフットポンプの使用も考慮す
る（図 5）．鎮静薬の投与時に最も懸念されること
は呼吸抑制であり，その評価のためにはカプノ
メーターを装着しておくことを勧める．カプノ
メーターは呼吸停止を早期に検知することが可能
であり，SpO$_2$が低下し始める前に適切な処置を施
すことができる[4]．

4．術後管理

鎮静が覚め，完全な覚醒が得られるまではモニ
ター管理を怠ってはならない．ミダゾラムなど，

拮抗薬がある薬剤に関しては，拮抗薬の使用も考
慮する．使用する薬剤により半減期・作用持続時
間が違うので，その特性をよく理解しておくべき
である．

鎮静が切れても局所麻酔薬による鎮痛効果は持
続していることが多いが，鎮痛効果が切れると高
齢者などでは不穏となる場合もあるので，鎮静薬
の追加投与も考慮しておく．

5．合併症に備えて

術前準備やモニター管理で呼吸停止などの重大
な合併症の発生はある程度予防できるが，それで
も一定の可能性では起こり得る．それに備えて，
手術時は救急カートや AED の準備，挿管管理が
できる機材の準備をしておく（図 6）．術野に入る
医師・コメディカルとは別に，すぐに急変に対応
できるスタッフを配置しておくことが望ましい．

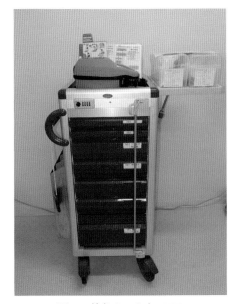

図 6. 救急カートと AED

おわりに

　鎮静を使用した局所麻酔手術は，体表面の外科を担う形成外科にとっては全身麻酔手術に代わり得る手術の方法であり，局所麻酔手術の幅を拡げ

る方法である．しかし，管理を間違えると取り返しのつかないアクシデントを起こす可能性がある．そのため，個々の鎮静薬の特性や使用法をよく理解した上で，適応に関しても十分に検討し，合併症に備えておく必要がある．

参考文献

1) 駒澤伸泰，上農喜朗：米国麻酔科学会「非麻酔科医のための鎮静・鎮痛薬投与に関する診療ガイドライン」の紹介．日臨麻会誌．34：252-258, 2014.
   Summary　非麻酔科医が鎮静薬を投与する際の注意点などが詳細に記載されている文献.
2) 羽場政法ほか：非麻酔科医のための鎮静医療安全．駒澤伸泰ほか編．44-49，日本医事新報社，2020.
   Summary　最新の鎮静医療安全の世界基準に準拠した，鎮静を使用する現場で働く医療従事者には必読の1冊.
3) 黒澤　温ほか：デクスメデトミジンの薬物動態・薬力学．LiSA．21：202-208，2014.
4) 藤木翔太，山本寛人：【How to 局所麻酔＆伝達麻酔】局所麻酔薬の種類と特徴．PEPARS．127：1-7，2017.

PEPARS　No.193 : 32-37, 2023

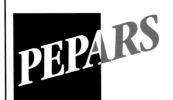

◆特集／形成外科手術　麻酔マニュアル

日帰り全身麻酔による下肢静脈瘤手術

中村光宏*1　　石井洋光*2

Key Words : 全身麻酔(general anesthesia), 全静脈麻酔(total intravenous anesthesia), 日帰り手術(day surgery), 下肢静脈瘤(varicose veins), 血管内焼灼術(endovenous thermal ablation)

Abstract　　下肢静脈瘤手術において, 血管内焼灼術治療は, 侵襲の少ない治療法とされている. その麻酔法は, TLA を含む局所麻酔, 神経ブロック, 全身麻酔など, 施設により様々な方法で施行されている. しかし患者の中には, 局所麻酔法で手術を受けた時の疼痛や恐怖を訴える方が存在する. 全身麻酔で行うとそのような訴えはなくなり, さらに医師側にも手術中の体動や疼痛の訴えがなく, 末梢血管の拡張や有害反射の抑制などにて血管穿刺が行いやすいなどの利点もある. 当院では, 血管内焼灼術が適応となる患者において全身麻酔について説明し, 希望する患者のうち, 術前検査・術前診察の結果, 全身麻酔が可能と判断した患者に対し全身麻酔下で治療を行っている. 今回それらの患者のうち日帰り手術を行っている方法, 注意点とその過程, 当院で施行した症例について述べる.

当院の下肢静脈瘤手術患者で
日帰り全身麻酔手術となる症例とは

　全身麻酔の対象となる患者は, 大伏在静脈瘤, 副伏在静脈瘤や, それらの手術の既往があり術後の遺残または, 再発症例の中で侵襲の少ない治療法とされている血管内焼灼術[1]の適応で仰臥位にて手術となる症例である. そのうち, 術前診察・検査で全身麻酔が可能と判断した患者で日帰り麻酔の安全のための基準(表1)[2]を満たし, 手術当日入院, 当日退院となる症例を, 日帰り全身麻酔手術症例としている. 全身麻酔の方法はアレルギーなどの問題がなければ全静脈麻酔で行っている. また, 上記基準を満たし日帰り手術が可能であっても患者側より, 1泊入院の希望があれば, 1泊入院としている.

当院の日帰り全身麻酔での
下肢静脈瘤手術症例の流れ

1. 外来にて
A. 術前診察
- 開口, 後屈, 後屈の際に手にしびれがあるかどうか
- 頸椎の手術の既往
- 入れ歯, 動揺歯の確認
- 瞳孔の左右差
- 浮腫の有無
- ASA 分類, NYHA 分類, Hugh-Jones 分類
- 肥満, 喘息, 飲酒, 喫煙歴, アレルギー
- 全身麻酔の既往など

上記を確認し, 下記術前検査と合わせ評価している.

B. 術前検査
　対象症例は, 全例, 採血, 心電図, 心エコー(高齢者・心疾患の既往のある患者), 呼吸機能検査を行い, 主治医・循環器内科医・麻酔担当医が, 術前診察・術前検査結果を検討し全身麻酔のリスク

*1 Mitsuhiro NAKAMURA, 〒673-0881　明石市天文 1-5-11　医療法人社団仁恵会　石井病院外科, 診療部長
*2 Hiromitsu ISHII, 同, 院長

表 1. 日帰り麻酔の安全のための基準

日帰り麻酔の安全のための基準

主旨
　医療技術の進歩により，従来入院を必要とした手術や検査が，日帰りで患者に行えるようになった．そのための日帰り麻酔は，術前・術後の管理を外来や在宅で行うことから，入院していれば容易に発見できる異常を見逃したり，処置が遅れる可能性がある．安全に日帰り麻酔を行うためには，より高度な技術と周術期の十分なケアを必要とし，以下のような基準を満たすべきと考える．

1．日帰り麻酔の選択にあたっては，
　　1）事前に，麻酔科医による診察，術前検査の評価を行うこと．
　　2）患者や家族へ日帰り麻酔の主旨とリスクについて十分説明し，了解を得ること．
　　3）帰宅時の付き添いや自宅で介護できる人がいること．
　　4）緊急事態が生じたときに速やかに受診できる範囲に居住していること．

2．看護要員，設備，および体制については，
　　1）術前の指示，処置，バイタルサインの評価ができること．
　　2）帰宅可能となるまでの看護と観察ができること．
　　3）帰宅後の術後経過の確認方法と異常事態への対応が確立していること．
　　4）入院できるベッドが確保されていること．

3．麻酔中の患者の安全を維持確保するために，全身麻酔，硬膜外麻酔，脊髄くも膜下麻酔に限らず，術中に鎮痛・鎮静薬を使用する際には，日本麻酔科学会の「安全な麻酔のためのモニター指針」を遵守すること．

4．帰宅にあたっては，① 意識状態，② 呼吸機能，③ 循環機能，④ 運動能力，⑤ 出血，⑥ 疼痛 などについての基準を設け，麻酔科医が診察・評価を行うこと．

付記
日帰り麻酔には，日本麻酔科学会麻酔科専門医が関与することが望ましい．

1999 年 11 月
日本麻酔科学会
日本臨床麻酔学会
日帰り麻酔研究会

2009 年 2 月改訂
社団法人日本麻酔科学会
日本臨床麻酔学会

（文献 2 より引用）

が高いと判断した症例は，局所麻酔に変更している．糖尿病のコントロールが不良の場合は，外来でコントロールを行い許容範囲になれば治療対象としている．
　一般的に下肢静脈瘤で手術になる患者は普通に日常生活，社会生活を行っており，多くは ASA 分類 1～2 度，NYHA 分類 I 度，Hugh-Jones 分類 I 度程度の症例が多い．

C．入院前 IC
　上記にて全身麻酔にての手術適応となった患者・家族には，全身麻酔における説明を行い，手術当日に入院し全身麻酔を導入，手術を行い麻酔終了，退院，退院後の生活，翌日の外来受診までの過程を説明する．さらに術前・術後厳守事項（服薬，飲食制限，入院時間，退院後の生活・行動など）を指導し，万が一その指導に従わない患者は，全身麻酔治療ができないことを十分に説明し同意書を作成する．

2．入院から出棟まで
　手術当日午前 9 時に来院し，外来で COVID-19

表 2. 安全な麻酔のためのモニター指針

安全な麻酔のためのモニター指針

[前文]

　麻酔中の患者の安全を維持確保するために，日本麻酔科学会は下記の指針が採用されることを勧告する．この指針は全身麻酔，硬膜外麻酔及び脊髄くも膜下麻酔を行うとき適用される．

[麻酔中のモニター指針]

① 現場に麻酔を担当する医師が居て，絶え間なく看視すること．
② 酸素化のチェックについて
　皮膚，粘膜，血液の色などを看視すること．
　パルスオキシメータを装着すること．
③ 換気のチェックについて
　胸郭や呼吸バッグの動き及び呼吸音を監視すること．
　全身麻酔ではカプノメータを装着すること．
　換気量モニターを適宜使用することが望ましい．
④ 循環のチェックについて
　心音，動脈の触診，動脈波形または脈波の何れか一つを監視すること．
　心電図モニターを用いること．
　血圧測定を行うこと．
　原則として5分間隔で測定し，必要ならば頻回に測定すること．観血式血圧測定は必要に応じて行う．
⑤ 体温のチェックについて
　体温測定を行うこと．
⑥ 筋弛緩のチェックについて
　筋弛緩薬および拮抗薬を使用する際には，筋弛緩状態をモニタリングすること．
⑦ 脳波モニターの装着について脳波モニターは必要に応じて装着すること．

【注意】全身麻酔器使用時は日本麻酔科学会作成の始業点検指針に従って始業点検を実施すること．

1993.4		作成
1997.5	第1回	改訂
2009.1	第2回	改訂
2014.7	第3回	改訂
2019.3	第4回	改訂

（文献3より引用）

検査を行い，陰性を確認し入院となる．Vital測定を行い，前記している術前厳守事項が守られているかを確認．再度，出棟から手術室入室，退出までの流れを説明，麻酔担当医により外来で行った全身麻酔の説明に対し納得されているか，疑問点がないかなどを伺い，再度全身状態に変化がないか（頸部の異常，動揺歯など）を確認する．

3．手術室入室から退出まで

A．手術室入室

　患者の入室前までに麻酔器配管，麻酔器を含め各種モニターなど機器が正常に稼働するか，声門上器具のサイズ，挿管に変更となることも考慮し各サイズの挿管チューブ，喉頭鏡の準備，各種薬剤の準備ができているかの確認を行う．

　続いて，使用する薬剤の使用量の設定・確認をする（薬剤の使用量は，患者の標準体重を基準とし年齢などを考慮し増減している）．低濃度大量局所浸潤麻酔（tumescent local anesthesia；以下，TLA）については，0.057%のリドカイン濃度になるようにキシロカイン®注射液[1%]エピレナミン（1：100,000）含有と生理食塩水を混合して準備している．

　患者が到着し，手術室前室にて名前，手術部位などの確認を行い入室．入室後手術台に仰臥位とし各種モニターを安全な麻酔のためのモニター指針（表2）[3]に準じ装着，vitalを測定し，再度開口，歯牙にも問題がないことを確認する．

B．全身麻酔導入，維持

患者の顔に酸素が流れているマスクを当て酸素化を開始，同時にレミフェンタニル0.1γを開始し約5分後にプロポフォール2.0 mg/kg（適宜減量）を投与，その後プロポフォールは10 mg/kg/時で維持．自発呼吸・睫毛反射消失など意識消失を確認し，マスク換気を行い，換気できていることを確認し，エスラックス®を最大で0.6 mg/kg（適宜減量）投与，数分間マスク換気を行い，筋弛緩を確認する．声門上器具（当院では，i-gel®用いている）を挿入し換気が可能であり，カプノメーター・カプノグラム，十分な換気量が得られているかどうかを確認し声門上器具をテープで固定する．もし声門上器具を挿入し換気が十分でないと判断すれば，声門上器具を抜去しマスク換気を行い速やかに挿管（当院ではエアウェイスコープ®を用い挿管を行っている）に移行する．挿管後は，上記と同様に換気の状況を確認し異常がないかを確認しチューブをテープで固定する．

酸素濃度，麻酔器の呼吸器の設定を行いカプノメーター・カプノグラム，呼気CO_2濃度，SpO_2，心電図波形，血圧，脈拍などを再度確認．血圧は2.5分間隔で測定している．

麻酔維持は，プロポフォール10 mg/kg/時で投与していたものを約5分おきに2.0 mg/kg/時を減量していき，4.0 mg/kg/時または，3.0 mg/kg/時までとし，レミフェンタニルは，導入時より0.1γを維持，または血圧などを考慮し適宜減量する．もしその間に体動・血圧上昇など麻酔深度が浅くなるような状態を認めるのであれば，適宜プロポフォール・レミフェンタニルの増量などにてコントロールを行っている．

TLA麻酔は，前記希釈したものを多くて1L程度使用している．

C．手術終了から退出

手術が終盤に入り，手術終了の数分前にプロポフォール・レミフェンタニルを投与終了する．投与終了時から約10分程度で自発呼吸・体動が見られるようになりブリディオン®2〜4 mg/kgを投与し，離握手，開眼，換気量を確認し問題がなければ，テープを外し声門上器具を抜去する．抜去後，呼吸音，会話可能かなどを確認，酸素投与なしでしばらく観察する．覚醒・呼吸状態を再度確認，最終vitalを測定し問題のないことを確認し手術室を退出する．医師・看護師の付き添いの元ストレッチャーで病棟に移動する．

4．リカバリールーム入室から退院まで

手術室を退出し病棟に戻ると，まずリカバリー室（第1麻酔後回復室）に移送される．リカバリー室からの退出基準には，modified Aldrete scoring system[4]を用いており，スコア≧9/10点で退出可能としている．

リカバリー室を退出すると病室（第2麻酔後回復室）に移動となり，そこでの退出基準はrevised postanesthesia discharge scoring（PADS）system（PADSS）[5]を用いており，スコア≧9/10点で退出・退院可能としている．

麻酔後回復室での観察時間をどの患者でも一定の時間とする方法には合理性がないとされている[6]．

退院時指導は，患者と付き添いの方に術前に説明していたことを再度説明する．内容は，

- 翌日の外来受診
- 帰宅後に創部から出血，下肢の腫脹・疼痛やその他，不安な症状があった場合，病院にすぐ連絡すること．
- 処方した内服薬を必ず服用する
- 長時間の座位は避ける
- 弾性ストッキングの着用をすること
- 家事を含む日常生活は退院当日から可能
- シャワー・入浴・車の運転・事務仕事は翌日の外来受診にて創部，治療側下肢の状態を診察し，焼灼血管をエコーで確認して異常がなければ可能

などを患者側が納得されるまで丁寧に説明し，それらをわかりやすく記載され緊急時につながる病院の連絡先を明示しているパンフレットを渡し，安心して退院・帰宅できるようにしている．

表 3. 当院下肢静脈瘤血管内焼灼術の全身麻酔症例

	日帰り症例	1 泊症例
症例数	124	117
年齢(歳)	59(29〜84)	74(21〜88)
性別(男/女)	51/73	39/76
麻酔時間(分)	65(37〜129)	66(44〜120)
挿管症例	3	0

Median(range)

表 4. 全身麻酔覚醒直後訴え

	日帰り症例 (124 例)	1 泊症例 (117 例)
気分不良	0	0
嘔気・嘔吐	0	0
SpO_2 94%以下(room air)	0	0
創部痛	0	0
軽度の咽頭部不快感	39(挿管症例 1 例含む)	42
嗄声	0	0

当院で施行した全身麻酔による
下肢静脈瘤手術症例

当院で 2020 年 1 月から 2022 年 3 月まで行った全身麻酔による下肢静脈瘤血管内焼灼術症例は延べ 241 症例あり全例全静脈麻酔で施行した. そのうち日帰り症例は, 124 症例であり概要を表 3 に示した. 年齢を中央値で見ると, 日帰り症例は 59 歳, 1 泊入院は 74 歳と日帰り症例の方が比較的若かった. 麻酔時間はいずれも中央値で 65 分程度であった. 全身麻酔導入時に挿管が必要となった症例を認めたが, 3 症例とも日帰り症例で, いずれも声門上器具が fit しなかったため十分な換気ができず挿管を行った. 挿管後は特に問題なく換気可能で麻酔を継続した. 全症例全身麻酔中のトラブルは認めなかった. 術中低血圧に対しては, この手術は出血をきたす手術ではないが, 念のため出血がないかどうかを確認し問題なければ, 昇圧薬の使用や, 麻酔深度の調節などで対応し, 徐脈はアトロピン投与で対応とした. もし術中に心電図波形に異常などを認めれば, 循環器科医師に連絡, 速やかに診てもらえる体制を取っている. 麻酔からの覚醒は前記の通り, 麻酔薬の中止, 筋弛緩回復剤の投与で全例問題なく覚醒した. 全身麻酔覚醒直後, 手術室での訴えは, 表 4 で示したように, 気分不良, 嘔気・嘔吐, 呼吸苦を訴える症例は, 1 例も認めなかった. TLA 麻酔を行っているので創部痛に関しても訴える症例は認めなかった. ただ軽度の咽頭部不快感を訴える症例を日帰り症例で 39 例, 1 泊症例で 42 例認めたが, 時間とともに速やかに改善し, 全症例リカバリー室(第 1 麻酔後回復室)を退出する時には全例認めなくなっていた.

その後, 基準に沿って, 病室に移り, 日帰り症例は退院となるが, 全例前記した基準値を満たし, 退院時指導を行い退院となった. 手術室退出後, 2 時間程度で退院となっていた. 日帰りが不可となり 1 泊入院となるような症例は認めなかった. 退院後の創部からの出血などの問題も認めず, 全症例翌日の外来を受診していた.

まとめ

全身麻酔による下肢静脈瘤手術では, 術前診察・検査を行い, 麻酔リスクを考慮し安全に全身麻酔を行える患者を選択し術前術後の厳守事項を患者・家族に十分説明を行い理解・同意を得る必要がある. また, 術前・術中・術後管理が十分行える体制の下では, 医療側は安全に, 患者側は安

心に双方に利点のある麻酔法である．さらに日帰り麻酔の基準などを満たし患者・家族への帰宅時指導を含めた帰宅後の管理を十分行えば，日帰りも問題なく行える麻酔法である．

参考文献

1) 石井洋光ほか：高齢者下肢静脈瘤に対する血管内焼灼術の治療成績．兵庫医師会医誌．**62**(2)：20-26，2020．
2) 日本麻酔科学会：日帰り麻酔の安全のための基準 (2009 年 2 月改訂)
3) 日本麻酔科学会：安全な麻酔のためのモニター指針(2019 年 3 月第 4 回改訂)
4) Aldrete, J. A.：The post-anesthesia recovery score revisited. J Clin Anesth. **7**：89-91, 1995.
5) Award, I. T., Chung, F.：Factors affecting recovery and discharge following ambulatory surgery. Can J Anaesth. **53**：858-872, 2006.
6) 白神豪太郎：日帰り麻酔—安全で質の高いケアの提供体制構築が必須—．日臨麻会誌．**36**(5)：567-575，2016．

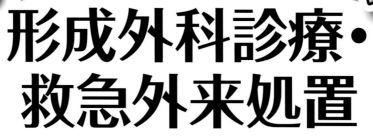

好評

臨床実習で役立つ

形成外科診療・救急外来処置
ビギナーズマニュアル

―日医大形成外科ではこう学ぶ！―

編集 小川 令 日本医科大学形成外科主任教授

2021 年 4 月発行　B5 判　オールカラー　定価 7,150 円（本体価格 6,500 円＋税）　306 頁

臨床の現場で活きる診察法から基本的な処置法・手術法を日医大形成外科の研修法で網羅した入門書。各疾患の押さえておくべきポイント・注意事項が箇条書き記述でサッと確認でき、外科系医師にも必ず役立つ一書です。

約 120 問の確認問題で医学生の国家試験対策にもオススメ!

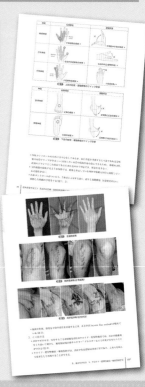

内容紹介動画も
ぜひご覧ください！

全日本病院出版会　〒113-0033 東京都文京区本郷 3-16-4　Tel:03-5689-5989
www.zenniti.com　Fax:03-5689-8030

PEPARS No.193：39-46，2023

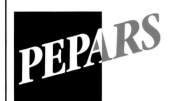

◆特集／形成外科手術 麻酔マニュアル

クリニックでの広範な下肢静脈瘤
手術を可能にする麻酔法

山本 崇*

Key Words：下肢静脈瘤(varicose veins)，日帰り手術(day surgery)，低侵襲手術(minimally invasive surgery)，大腿神経ブロック(femoral nerve block)，伏在神経ブロック(saphenous nerve block)

Abstract 下肢静脈瘤の治療は，血管内治療をはじめとした手技が導入されたことで患者に与える侵襲が少なくなった．それに伴って日帰りでの治療が可能となり，必要とされる麻酔法も変化した．そして，下肢静脈瘤は病変が広範な範囲に及ぶことが多く，一般的な局所浸潤麻酔だけで手術を行うことは難しく，クリニックで安全に日帰りでの治療を行うためには麻酔の工夫も必要となる．麻酔法の選択肢は多く，まず TLA は低濃度の局所麻酔液を用いることで広範囲の局所浸潤麻酔を可能とする．大腿神経ブロックは広範囲の知覚を確実に麻痺させるが同時に運動麻痺を生じ，伏在神経ブロックは知覚麻痺の精度がやや劣るが運動麻痺を生じない．静脈麻酔薬は使用量に応じて麻酔深度の適切な調節を可能にする．筆者の施設では，これらを組み合わせて，症例に応じた適切な鎮痛および鎮静が得られるように工夫している．

下肢静脈瘤治療の進化と麻酔

　下肢静脈瘤は，下肢の静脈に配置された静脈弁が何らかの理由で機能不全を生じることで，下肢の静脈に非生理的な逆流を引き起こし，多彩な臨床症状および皮膚症状を呈する疾患である．下肢静脈瘤に関与する静脈は，解剖学的に伏在静脈（大伏在静脈・前副伏在静脈・小伏在静脈などを含む）と側枝静脈に分類される．いずれも皮下脂肪の中を走行し，脂肪の深い層を走行するものを伏在静脈，浅い層を走行するものを側枝静脈と考えると理解が容易である．

　そして，下肢静脈瘤に対して行われる治療は伏在静脈に対する処置と側枝静脈に対する処置に分けられる．伏在静脈と側枝静脈は血管の深さや形態などが異なっており，治療を行う際に用いられる手技が異なることが多いからである．その中でも伏在静脈に対する処置が手術成績を左右することが多いため，下肢静脈瘤への治療を定義する際には一般的には伏在静脈への処置内容が基準とされる．例えば，伏在静脈に血管内焼灼術を用いた場合は，側枝静脈に対してどのような治療を行ったとしても（治療を行わなかったとしても），その手術の術式は血管内焼灼術とされる．治療は，病変部位の血管を何らかの手段を用いて排除することによって行われ，一般的には病変が広い範囲に及ぶことから治療には強い痛みが伴われる．したがって，下肢静脈瘤に対する治療は麻酔とは切っても切れない関係にあり，下肢静脈瘤治療の歴史は麻酔法の進化と密接な関係がある．

　例えば，プルタルコスの記述によると，ローマ帝国の将軍マリウスは下肢静脈瘤の手術を受けている．当時は麻酔が存在せず，患者は手術台に縛り付けられたり，大勢の助手によって押さえつけ

＊ Takashi YAMAMOTO，〒650-0044 神戸市中央区東川崎町 1-8-1 やまもと静脈瘤クリニック，院長

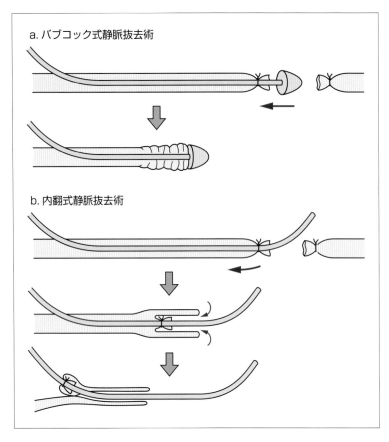

a. バブコック式静脈抜去術

b. 内翻式静脈抜去術

図 1.
静脈抜去術

られたりして手術の痛みに耐えていたと伝えられているが，彼は苦しみに対して非常に我慢強く，当時としては珍しく縛られることなく下肢静脈瘤の手術を受けたとされる．しかし，その手術が恐ろしく辛い処置となったことは容易に想像でき，片足の治療を終えて対側の治療に移ろうとした医師を彼は制止し，その後対側に残存した静脈瘤に対する治療を彼が受け入れることはなかったと言われる．

その後，長期間に亘って麻酔法に大きな進化はなく，静脈瘤への手術も普及することはなかったが，19世紀にエーテルやクロロホルムによる全身麻酔が開発され，そして20世紀になって現在にも通じる全身麻酔法が確立されたことから，侵襲的な下肢静脈瘤手術が普及することとなった．当時はバブコック式静脈抜去術（図1-a）という伏在静脈を外科的に牽引・抜去する手技が治療の中心であったが，全身麻酔が確立されたことにより患者は少なくとも手術時間内の痛みからは解放された．それでも治療後の痛みや出血が甚だしく，術

後数日の入院加療が必要であった．

そして，1990年代になって下肢静脈瘤手術の侵襲を低減する技術が，手術および麻酔の両方において開発された．手術に関する大きな発見は内翻式静脈抜去術[1]である．抜去する静脈を裏返しながら引き抜くような手法で（図1-b），抜去に伴う手術侵襲が減じられたことで出血や痛み，神経障害といった合併症が大きく軽減された．麻酔の面では Tumescent Local Anesthesia（以下，TLA）[2]が下肢静脈瘤手術に応用されたことが重要で，低濃度の局所麻酔液を治療部位に大量に注射することで安全に広範囲の局所浸潤麻酔を行うことが可能となった．この2つが組み合わされたことで，静脈抜去術が安全に日帰りで施行できるようになった[1]．

また，下肢静脈瘤の低侵襲治療を説明する上で血管内治療の話は欠かすことができない．血管内治療とは，伏在静脈に挿入したカテーテルを用いて血管の内側から行う治療の総称で，その中でもカテーテルを用いて血管壁を加熱・損傷する血管

40

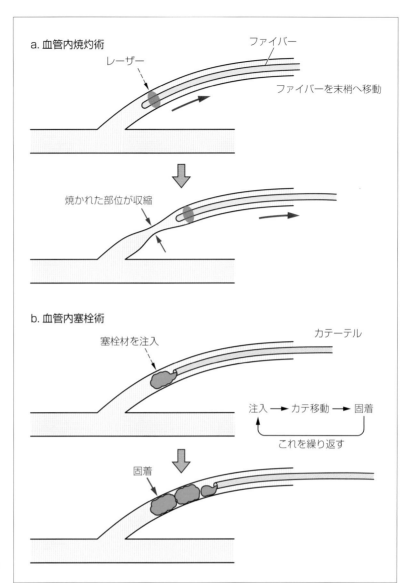

a. 血管内焼灼術

レーザー

ファイバー

ファイバーを末梢へ移動

焼かれた部位が収縮

b. 血管内塞栓術

塞栓材を注入

カテーテル

注入 → カテ移動 → 固着

これを繰り返す

固着

図 2.

内焼灼術（endovenous thermal ablation；以下，ETA）（図 2-a）と，カテーテルより塞栓材を注入して伏在静脈を閉塞させる血管内塞栓術（cyano-acrylate closure；以下，CAC）（図 2-b）とが 2022 年までに日本で認可されている．いずれも静脈抜去術と比較して術後の痛みや出血が少なく[3]，これらの登場により下肢静脈瘤の日帰りでの治療がより安全に行えるようになった．

ここまで伏在静脈への処置について説明したが，実際の下肢静脈瘤は伏在静脈と側枝静脈の故障が併存するものであり，決して伏在静脈への処置だけでは治療として十分ではない．したがって多くの施設では手術に際して伏在静脈と側枝静脈の両方への処置を行う．側枝静脈への処置は，側枝の直上を数 cm に亘って切開して側枝を切除する側枝切除術が伝統的に行われてきたが，切開創が多くなることから処置が煩雑であり，また術後の痛みが強くなることが問題であった．側枝切除術に対する最近の進化はスタブアヴァルジョン（stab avulsion；以下，SA）[4]である．従来の切開創の代わりに 2 mm 程度の針穴を設け，その針穴よりフックを挿入して側枝を取り出して切除する手技で，従来の側枝切除術と比較して疼痛・出血および整容面で優れる．また近年は ETA の応用として，側枝静脈への焼灼術（以下，側枝焼灼術）[5]も行われるようになった．屈曲した側枝にカ

テーテルを挿入し焼灼するもので，焼灼機器の進歩および焼灼術に関する知見が蓄積されたことで安全に施行できるようになった．側枝に対しては硬化療法（sclerotherapy；以下，SCL）が選択されることも多い．上記の SA や側枝焼灼術と比較して簡便に行い得るという利点があるが，治療の確実性や，治療後の経過についてはやや劣る印象がある．これら，SA・側枝焼灼術・SCL のいずれも一長一短があり，側枝の状態や患者背景に応じて使い分けることで側枝治療の低侵襲化に貢献し，日帰り手術での選択肢を広げてくれている．

　このように術式が進化することで下肢静脈瘤手術に伴う侵襲が低減し，日帰りでの十分な治療が可能となった．また低侵襲化に伴って全身麻酔や腰椎麻酔といった深度の深い麻酔は必要なくなり，個々の症例に応じて適切な範囲・深度の麻酔を選択できるようになった．次に多彩な下肢静脈瘤手術を安全に日帰りで行う上で欠かせない存在である麻酔法について解説する．

当院で行う麻酔の実際

　当院での手術ではその症例に応じて適切な麻酔を使い分ける．ここでは，鎮痛および鎮静に用いる選択肢，そして実際の使い分けに関して解説する．

1．鎮痛の選択肢

　下肢静脈瘤の治療範囲は下肢の広範な面に及ぶことが多く，一般的な局所浸潤麻酔では麻酔薬を極量まで使用してもその治療領域をカバーすることができないことから，鎮痛を得るために幾つかの工夫を要する．

A．TLA

　0.05〜0.10％リドカインに 100 万倍エピネフリン，炭酸水素ナトリウムを添加した溶液を大量に使用する局所麻酔法[2]で，安全に広範囲の局所浸潤麻酔が行えるのが最大の特徴である．そして，添加されたエピネフリンの血管収縮作用により注入部位での出血量を低減する効果があり，さらに適切に血管周囲に注入すれば血管周囲組織を血管

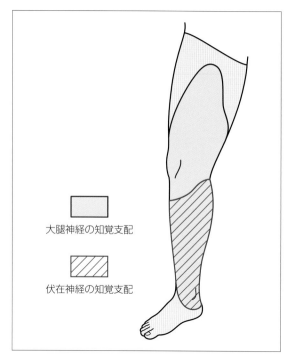

図 3．大腿神経および伏在神経の知覚支配領域

より遠ざけることが可能で，抜去もしくは焼灼手技に伴う血管周囲組織のダメージを軽減する効果も期待できる．症例にもよるが，片脚の治療に際して 200〜400 mL 程度の TLA 液を使用する．

B．局所浸潤麻酔薬注入のための工夫（以下，穿刺補助）

　上に示したように TLA 麻酔では多量の麻酔液を広範囲に注射するため，20〜23 G の針を繰り返し刺入する必要がある．その他，SCL に際しても複数回の穿刺を要する．その刺入時の痛みを軽減するために，刺入が予想される点に対してあらかじめ鎮痛処置を行う．具体的には 30〜32 G 程度の細い針を使用してのごく少量の局所浸潤麻酔や，リドカインクリーム・パッチなどが用いられる．

C．大腿神経ブロック

　鼠径部で大腿神経に局所麻酔薬を注射し，手術中の大腿神経領域の知覚麻痺を得る手技である（図3）．鼠径部を超音波検査機器にて観察すると，大腿神経は大腿静脈および浅大腿動脈の外側を走行する蜂巣状の構造物として比較的容易に観察できる（図 4-a）．大腿神経ブロックは鼠径部を超音波検査機器にて観察しながら大腿神経を穿刺し 5

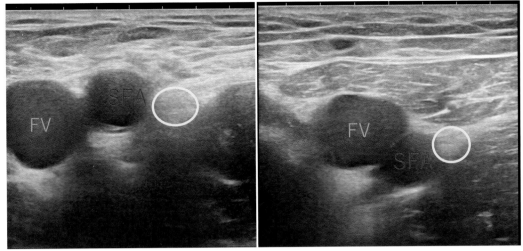

a．鼠径部の大腿神経　　　　　　　b．大腿上部の伏在神経

図 4.

SFA；superficial femoral artery，FV；femoral vein

mL の 1％リドカインを注入することによって行われ，注射後数分間の後に大腿遠位内側から下腿内側の知覚麻痺が得られる[6]．手技に慣れると確実に麻酔効果が得られる点は長所だが，同部位では大腿神経に大腿四頭筋などへの運動枝が含まれていることから麻酔の効果が切れる 3〜4 時間後まで歩行が障害されるという短所がある．

D．伏在神経ブロック

先に述べた大腿神経ブロックをやや末梢側で行う麻酔法である．超音波視下に大腿部の近位 1/3 の高さで浅大腿動脈の外側を走行する神経束に 8 mL の 1％リドカインを注入する（図4-b）．この高さでは神経束に大腿四頭筋への運動枝が含まれていないため，麻酔後の歩行障害を避けることができる[7]．ただし，鼠径部と比べて神経束が細くかつ深くなるために，超音波検査機器での観察および穿刺はやや難しくなり，麻酔効果が大腿神経ブロックと比べてやや不確実となる印象がある．

2．鎮静の選択肢

先に述べた鎮痛処置を確実に行えば，下肢静脈瘤手術に伴われる痛みは受容可能なレベルとなり，鎮静は必ずしも必要ではない．ただし，手術に伴われる痛みや恐怖心については個人個人で感じ方が大きく異なっており，鎮静処置を希望する患者は少なくない．

A．薬剤による鎮静

鎮静を行う際には，患者の基礎疾患や年齢および心肺機能などを考慮し，手術が安全に行い得る最小限の使用量とすることを目標としている．具体的にはプロポフォール 0.5〜1.5 mg/kg を緩徐に静脈内投与して就眠を得，その後は 3〜6 mg/kg/hr 程度の持続投与を原則とし，呼吸循環状態や覚醒状態に応じて適宜増減する．

B．コミュニケーションによる鎮静

当施設で下肢静脈瘤手術を行うにあたって薬剤による鎮静が必要となる条件を挙げると以下となる．

① 意思疎通が不良で医療者の指示に従えない．
② 不安が強く手術に伴う痛みや雰囲気が大きなストレスとなる．
③ 手術時間が長い．

このうち，① については日本語を話さない外国人患者や，認知症患者が含まれる．これらは，手術中に覚醒していると痛みや物音などの刺激に対して，想像のできない反応を示すことがあり，鎮静処置を併用する方が安全である．また，③ に関しても手術時間が40分を過ぎるような症例では，狭い手術台の上で緊張しながら過ごすことによる肉体的・精神的ストレスを考慮すると鎮静処置を併用する方が望ましい．ただ，実際に鎮静を希望

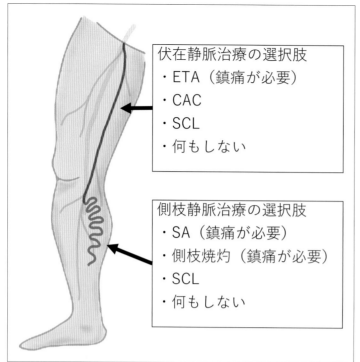

図 5.
治療法の選択肢
ETA；endovenous thermal ablation
CAC；cyanoacrylate closure
SCL；sclerotherapy
SA；stab avulsion

伏在静脈治療の選択肢
・ETA（鎮痛が必要）
・CAC
・SCL
・何もしない

側枝静脈治療の選択肢
・SA（鎮痛が必要）
・側枝焼灼（鎮痛が必要）
・SCL
・何もしない

する患者のほとんどは ② に含まれ，② について
は適切なコミュニケーションを取ることで鎮静の
必要性を大きく減らせると考えている．

3．麻酔法の選択

前項でも述べたが，意思疎通が図れない患者や
手術時間が長くなる患者，そして何よりも患者自
身が鎮静を強く希望する場合は鎮静を行う．しか
し，現実にはそのどれにも当てはまらず麻酔法の
選択が医師に委ねられる症例が多い．ここではそ
のような症例に対して麻酔法を選択する上での当
施設でのアルゴリズムを紹介する（図5）．ただし，
どのような条件で治療を行っても注射もしくは穿
刺が必要であり，それに伴う穿刺補助は必須の手
技となる．したがってここでは特に穿刺補助につ
いて触れないこととする．

A．治療法の選択（図6）

まず，伏在静脈および側枝静脈に対する治療法
をそれぞれ選択する．伏在静脈に関してはETA，
CAC，SCL，何もしない，の4つから，側枝静脈
に対してはSA，側枝焼灼術，SCL，何もしない，
の4つから，それぞれ1つもしくは部位によって
複数を選択する．上に挙げた治療法のうち，伏在
静脈に対するETA，側枝静脈に対するSAおよび

側枝焼灼術，に関しては治療する区間全体に痛み
を伴うため治療を予定した全領域の鎮痛を必要と
する．逆にCACやSCLは血管に器具や針を挿入
する刺入点での痛みだけにとどまる．したがっ
て，治療予定範囲のうち，ETA・側枝焼灼術もし
くはSAを予定した面積に応じて鎮痛処置の必要
量が変化する．まずは，それらの面積が狭い症例
（小伏在静脈不全例やごく一部の大伏在静脈不全
例，一部の再発例など）と広い症例に区分し，広い
症例についてはさらに神経ブロックが有効である
症例（治療範囲が下腿内側に比較的集中している）
と神経ブロックが無効である症例（治療範囲が下
肢の後面・外側に広がる）とに区分する．

B．鎮痛処置が狭い症例

鎮痛処置を要する面積が狭い症例では，十分な
穿刺補助を行えば，必要な鎮痛処置に伴われる痛
みは限定的であり，また手術時間も短いことが多
いため，鎮静処置は原則として不要である．また，
治療内容にETA，側枝焼灼術もしくはSAを含む
場合はその範囲に対してTLAを行い，それらが
含まれなければTLAは必要ない．したがって麻
酔は「穿刺補助±TLA」となる．

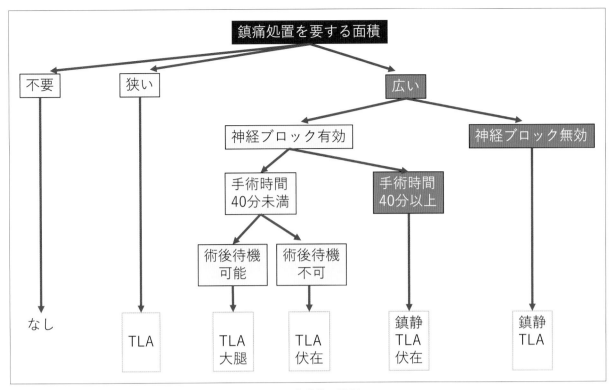

図 6. 麻酔法の選択

C．鎮痛処置が広く，神経ブロックが有効な症例

　次に鎮痛処置を要する範囲が広く，かつ神経ブロックが有効と考えられる症例の麻酔について述べる．まず，TLA について解説すると，鎮痛処置を要する範囲が広いということは，言い換えるとETA・側枝焼灼術もしくは SA を要する範囲が広いということである．そして，これらの処置を行う範囲への TLA は，鎮痛だけではなく出血の防止や周囲組織の保護といった役割を兼ねている．
　したがって，仮に神経ブロックにより治療範囲の鎮痛が得られたとしても，治療範囲への TLA は欠かすことはできない．次に鎮静処置の要否について述べると，神経ブロックが有効な症例では治療に伴われる痛みは少なく済むため，原則的には鎮静を必要としない．ただし，治療の面積が広くなると手術時間も長くなる傾向があり，手術時間によるストレスも考慮する必要がある．当施設では手術予定時間を推測し，明確な基準ではないが40 分を超えない症例では鎮静は行わず，40 分を超える症例では鎮静を併用する．ただし，ここでの

鎮静は呼びかけに対して応じ得る程度の軽いものであり，それによって鎮痛処置の必要性が減じられるわけではなく，鎮静を行う症例でも鎮痛処置は十分に行う．次に神経ブロックに関して，術後に数時間の待機時間を許容できる患者は大腿神経ブロックを，許容できない場合は伏在神経ブロックを選択する．ただ，鎮静を行う症例に大腿神経ブロックを併用すると術後に意識が朦朧とした状態で歩行し転倒する危険性が高くなるため，鎮静を行う場合は伏在神経ブロックを選択する．

D．鎮痛処置が広く，神経ブロックが無効な症例

　最後に鎮痛処置を要する範囲が広く，かつ神経ブロックが有効でない症例の麻酔について述べる．そのような症例では広範に TLA による局所浸潤麻酔を必要とし，鎮痛処置に伴われる痛みが強くなる．また，そのような症例では手術時間も長時間に及ぶ例が多いため，原則的に鎮静を併用する．さらに，TLA の注入に伴う痛みも強くなるため，リドカインクリームなどによる穿刺補助を徹底する．したがって麻酔は「鎮静＋穿刺補助＋

TLA」を選択する.

覚醒状態での手術

　下肢静脈瘤手術の進化と現状，およびそれを助ける麻酔法について解説した．近年は日帰りでの全身麻酔なども安全に行われるようになり，苦痛をできるだけ避けたいという患者側の需要もあって，比較的気軽に鎮静が行われるようになった．確かに手術中に患者が覚醒していることによる問題点は多く，患者側の苦痛以外に医療者側にも問題を生じることがある．例えば，手術が順調に進行していても患者が起きていることで医療者には多少なりとも余計なストレスを生じ，もし術中に何らかのトラブルを生じるとその気配が患者に伝わることでさらなるトラブルを招くことがあり，患者と医療者とのコミュニケーションが円滑でなければ手術がお互いに不愉快な時間となる.

　ただ，症例を適切に選べば術中に覚醒状態であることは必ずしも問題にはならず，むしろ覚醒していることによって得られる利点も多い．例えば，当施設では手術中に使用する超音波検査装置のモニター画面を患者からも見える角度に設置し，手術の進行状況をライブで説明しながら手術を行っている．これは他の医療機関ではあまり経験できないことであり患者からの評価は高い．他にも，手術中の会話により術前には把握できなかった患者の趣味，家族構成，仕事内容といった情報が得られ，それに基づいてより詳細な術後指示を与えることが可能となった症例は多々ある．そして，何よりもそのような会話の中で患者と医療者との良好なコミュニケーションが確立されると，コミュニケーション不良に起因する種々のトラブルを避けることができる.

　このように覚醒状態で手術を行う利点は多数あり，特に下肢静脈瘤手術は以下の点で覚醒状態での手術に適している．まず手術で用いられる手技が比較的容易で簡便で安定しており，手術部位が

顔および体幹から離れており，そして手術時間がある程度限定される．これらの条件が整っているため，下肢静脈瘤の手術では比較的早期より覚醒状態での日帰り手術が施行され，その中で神経ブロックを含む多様な鎮痛処置が試され成果を挙げてきた．紹介した鎮痛処置がこの記事を読まれた先生の選択肢に加わることを期待する.

参考文献

1) 清水康廣，杉山　悟：内翻式ストリッピング手術─短期滞在手術に向けた取り組み─．静脈学．**11**：349-360，2000.
　Summary　内翻式ストリッピング法およびそれにまつわる麻酔法・術後管理なども含めて，詳細で豊富な絵図を用いて詳説.
2) Klein, J. A.：The tumescent technique for liposuction surgery. Am J Cosmet Surg. **4**：263-267, 1987.
3) Siribumrungwong, B., et al.：A systematic review and meta-analysis of randomised controlled trials comparing endovenous ablation and surgical intervention in patients with varicose vein. Eur J Vasc Surg. **44**：214-223, 2012.
4) Muller, R.：Traitement des varices par la phlebectomie ambulatoire. Bull Soc Fr Phleb. **19**：277-279, 1966.
　Summary　現在，世界中で広範に用いられているスタブアヴァルジョン法に関する最初の報告.
5) 宇藤純一，塚本芳春：細径ファイバーを用いた側枝静脈瘤のレーザー焼灼術．静脈学．**31**：113-118，2020.
　Summary　側枝静脈瘤に対するレーザー焼灼術の方法や結果について詳しく報告.
6) 山本　崇，坂田雅宏：大腿神経ブロックを用いた下肢静脈瘤手術．静脈学．**25**：20-25，2014.
　Summary　超音波検査装置を用いた大腿神経ブロックについて詳しく解説.
7) 白石恭史：下肢静脈瘤治療における伝達麻酔の工夫．静脈学．**23**：375-379，2012.
　Summary　下肢静脈瘤手術における伏在神経ブロックと大腿神経ブロックの違いや応用について解説.

PEPARS No.193：47-52，2023

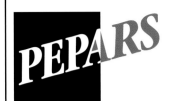

◆特集／形成外科手術 麻酔マニュアル

静脈内局所麻酔による上肢手術

柏　英雄*

Key Words：静脈内局所麻酔(intravenous regional anesthesia；IVRA)，局所麻酔中毒(local anesthetic systemic toxicity；LAST)，タニケット(tourniquet)，ダブルタニケット(double tourniquet)，Bier block

Abstract　静脈内局所麻酔(intravenous regional anesthesia；IVRA)は1908年Bierが報告して以来100年以上経過しているが未だに基本的な手技は変わることなく行われてきた麻酔法である．手背や前腕に静脈ルートを1本確保しタニケット下に局所麻酔薬を静注するものである．近年はエコーガイド下腕神経叢ブロック・腋窩ブロック全盛の時代であり以前ほど行われることがなくなってきた．IVRAはタニケットがあればそれ以外は特別な器具を使用することなく，手技も容易であり，効果発現も早く，タニケットを解除すれば麻酔から覚めるのも早いといった外来手術に多くの利点がある．手順通り行えば安全性も高く局所麻酔とブロック麻酔の間を埋める利便性の高い麻酔法であると言える．

はじめに

　現在，上肢手術に対する麻酔法としてエコーガイド下の腋窩ブロックや腕神経叢ブロックが広く行われている．しかしこうした方法が一般的になる以前には静脈内局所麻酔(IVRA)も広く行われていた．

　IVRAはドイツの外科医August Bierによって1908年に初めて報告された麻酔方法である[1]．しかし，当初はほとんど普及しなかった．Holmesによって1963年にLancetで再度紹介されてから広く行われるようになりBier blockとも称される麻酔方法である[2]．基本的な手技は非常にシンプルであり100年以上変わってはいない．静脈ルートを手背や前腕に確保し，エスマルヒや挙上法で駆

血後に上腕タニケットを加圧したあとリドカインを静注するだけなのでエコーは不要で，手技も容易であり効果は確実である．コスト的にも他の麻酔に比して費用はかからない．

　しかし，手技的には容易ではあるが重篤な副作用の報告もあるので安全に施行するためにはIVRAに対する十分な理解が必須である．

適　応

　タニケットを解除してしまうと麻酔効果が速やかに消失するため，1回のタニケットで終了できる手術であることが必須である．少なくとも縫合直前までの手術操作は終わらせておく必要がある．長くなる可能性がある手術にはブロック麻酔や全身麻酔など他の麻酔法を最初から行うべきである．特に本麻酔に慣れていない施設では骨折の徒手整復術，手根管開放術，腱縫合術，単純な観血的骨接合術，経皮的ピンニング術など比較的短時間で終わる手術から行った方が無難である．

＊ Hideo KASHIWA，〒998-8501　酒田市あきほ町30　日本海総合病院，副院長/同病院形成外科

表 1. IVRA と ANB の利点・欠点

	IVRA	ANB
手技にかかる時間	短い	長い
手技の専門性	無	有
麻酔投与量	一定	一定
麻酔効果発現時間	早い	遅い
麻酔効果持続時間	短い	長い
利 点	安定した麻酔効果が得られる	術後鎮痛にも有用
欠 点	・一定時間，カフを解除できない 　⇒リドカイン中毒発現リスクがある ・35 分を超える手術・処置に不適 　⇒タニケットペインのリスクが高まる	麻酔効果が術者の技量に左右される

（文献 3 より引用）

本麻酔は表面だけではなく十分に深部組織まで効果があるので筋肉・骨を操作するような手術でも十分可能である．また，注射部位に近い部位の麻酔が深く，肘近傍では麻酔が十分に効かないことがあるので前腕や手の手術の方が望ましい．

麻酔自体は非常に簡単で静脈ルート 1 本を確保するだけなので，例えば以前行ったランドマーク法によるブロック麻酔の放散痛が痛すぎて同様の麻酔を拒否するような患者にも受け入れられやすい．また，術後麻酔がすぐに覚めるので外来手術にも好適である．

本麻酔で問題となるのは IVRA と腋窩神経ブロック（ANB）などとの適応の違いについてである．IVRA は手技全体に要する時間が短く，特別な技術は必要なく，誰でも安定した麻酔効果が得られる大きな利点があるが，一方先に述べたように ANB などに比べて効果持続時間が短く，タニケットペインがあっても簡単に解除するわけにはいかないこと，手術がすぐに終わっても静注後 20 分は解除できないといった欠点がある[3]（表 1）．

適応外

患者の協力が必要なので非協力的な患者や小児（7 歳以下）では難しい．静脈ルートを確保するので高度な肥満患者では難しい．

また上腕が短く円錐状になっている場合はタニケットの加圧で十分に血流を遮断できない可能性があり，局所麻酔薬が全身の循環に漏出するので避けた方がよい．

鎌状赤血球症，レイノー病，局所麻酔アレルギーは禁忌である．

タニケットにより加圧するのでコントロールされていない高血圧患者は避けた方がよい[4]．また患側に AV シャントがある患者はタニケットが禁忌なのでできない．

手外科手術では止血操作がとても大切であるが，IVRA では途中でタニケットを解除して止血を確認することができない欠点がある．したがって止血に難渋することが予想されるような手術，止血の確認が必須な手術にはブロック麻酔や全身麻酔の方がよいと考える．また外傷で大きな開放創がある場合には同部から局所麻酔薬が漏出するので本麻酔は注入量がわからなくなり困難である．

手 技[4]

術中やタニケット解除後に緊急で薬剤投与が必要になることがあるので，患肢以外にもう 1 ルートを確保しておく．心電図，血圧，パルスオキシメーターなど標準的なモニタリングを持続して行う．また局所麻酔中毒に対応するため救急カートは準備しておく．また，モニターやタニケット圧を常時監視するために手術室ナースを 1 人配置することも大切である．

ダブルカフ付きタニケットもしくはシングルタニケット 2 個を患側上腕に装着する．短時間の手術では通常のタニケット 1 個で構わない．麻酔前

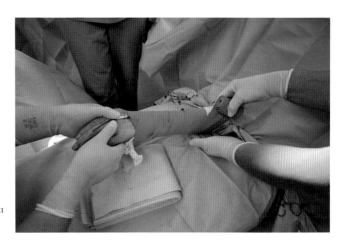

図 1.
手根管開放術，エスマルヒ包帯で駆血中

に必ず一度動作確認を行っておく．特に圧縮空気を用いるようなタニケットの場合にはゴム管の劣化で空気が漏れる場合もあり注意を要する．

患側の手背や前腕に静脈ルートを確保する．ルート抜去後に刺入部から出血するので 22 G や 24 G 程度の細径の留置針が望ましい．肘窩からの注入は薬液注入時に漏れる恐れがあること，術野から遠いので麻酔効果が減弱することがあるので望ましくない．

エスマルヒ包帯で巻き上げて駆血をするのがよい（図 1）が，感染巣がある場合は駆血により病巣を拡大させる恐れがあるので患肢 2 分間挙上で代用する．骨折や軟部組織損傷により痛みで駆血できない時にも同様である．そして，タニケット（ダブルカフ付きタニケット，タニケット 2 個の場合は近位のもの）を加圧する．当科では 250 mmHg または収縮期血圧よりも 100 mmHg 高い圧を選択している．

0.5％キシロカイン® 30〜50 mL（3 mg/kg）を 90 秒かけてゆっくりと静注する．急速に静注すると静脈圧が上がりタニケットを超えて漏出する危険がある．

適度な深度の麻酔であることを確認し手術を開始する．ブロック麻酔は麻酔開始から手術開始まで約 20 分に対して IVRA は 5〜10 分と短いので，この点も 1 日で何件もの手術を行う施設では利点となる．麻酔は消毒前に行ってもよいし，短時間で麻酔が効くので消毒後に術野で行ってもよい．

タニケットペインに対する対応であるが，ダブルカフ付きタニケット，タニケット 2 個を使用している場合はすでに麻酔がかかっている遠位を加圧しその後に近位のタニケットを解除することで対処するのがよい．シングルタニケットの場合はオピオイドなどの鎮痛剤投与で対処する．

タニケット解除時には，全身の循環に局所麻酔薬が流入するので注意が必要である．手術が短時間で終わっても局所麻酔薬の注入後，最低 20 分待ってからタニケットを解除することが重要である．モニターを確認し局所麻酔薬中毒の初期の症状であるめまい，舌のしびれや金属味，耳鳴りなどには細心の注意を払う．

注意点

1．局所麻酔薬

今までに IVRA に使用した報告がある局所麻酔薬にはリドカイン，メピバカイン，ブピバカイン，ロピバカイン，レボブピバカイン[5]，プリロカイン，アルチカインなどがある．なかでもリドカインが圧倒的に多い．ブピバカインはタニケット解除後にも無痛時間が長いので止血や皮膚縫合も可能とする利点があるが心筋 Na チャネルに結合することで心毒性が強く心停止の報告も複数あり広く使用されてはいない．プリロカインは一時期最も安全な局所麻酔薬として使用されたがメトヘモグロビン血症を誘発する危険が高く使われなくなった[4]．比較的新しい局所麻酔薬であるロピバカイ

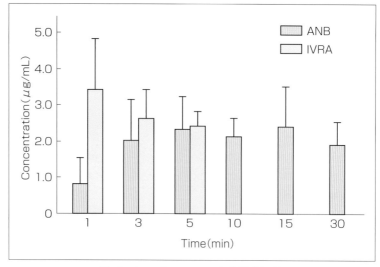

図 2. ANB と IVRA の血中濃度比較
ANB は最後の局麻薬注入後からの時間（分）で示し，IVRA はカフ解除
後の時間（分）を示した．両者の血中リドカイン濃度の最も高い群を比
較したが差がなかった．

（文献 6 から引用，一部改変）

ンやレボブピバカイン[5]は組織蛋白と結合が強く，長時間作用性でありそのため術後鎮痛効果も高い．またタニケット解除時の血中濃度は低いので副作用も少ない利点があり今後リドカインに代わって広く使われる可能性がある．

　なお，エピネフリン添加リドカインの使用は禁忌とされている．

2．局所麻酔中毒について

　通常の手順で麻酔が行われ静注後 20 分以上経過してからタニケットが解除された場合には血中のリドカイン濃度は最高で $5.9\,\mu g/mL$ であり，血中濃度の比較ではブロック麻酔と有意差を認めなかった[6]（図 2）．しかし，リドカインで中等度の中枢神経中毒症状は $5\,\mu g/mL$，痙攣は $12\,\mu g/mL$ で発生すると報告されており[7]，一過性にせよ血中濃度からは局所麻酔中毒が起こり得る濃度となることが予想される．さらに，実際には意図しないタニケット解除，例えばタニケットのトラブルで局所麻酔薬を静注してまもなく全身の循環に流入した場合やタニケットに指定の圧力が加わっているが実際には何らかの要因で血流が遮断されていない場合もあり，こうした際には血中濃度がさらに高濃度になることが考えられる．

　局所麻酔中毒の症状は中枢神経系の症状として舌・口唇のしびれ，金属様の味覚，多弁，呂律困難，めまい，耳鳴，意識障害，痙攣，呼吸停止がある．心血管系の症状としては高血圧，頻脈，心室性期外収縮がありその後徐脈，低血圧，心静止となる[7][8]．

　発生が疑われた際にはまず最初に，
Ⓐ 麻酔科医師の応援要請
Ⓑ 気道確保および 100％酸素の投与，必要に応じて気管挿管，人工呼吸
Ⓒ 痙攣の治療（ジアゼパムやミダゾラムなどのベンゾジアゼピン，チオペンタールが推奨，プロポフォールは循環抑制をきたすので不可）
　重度の血圧低下や不整脈を伴う場合には，
Ⓐ 標準的な ACLS に従って蘇生を開始する．ただし頻脈・不整脈の治療目的でリドカインは用いない．
Ⓑ 20％脂肪乳剤（イントラリポス®）1.5 mL/kg を 1 分かけて投与しその後 0.25 mL/kg/min で持続投与を行う．ただし作用機序として静脈内投与された脂肪乳剤が局所麻酔薬を取り込むと言われているがすべて解明されているわけではない[7][8]．

3．コンパートメント症候群について

　IVRA の合併症にはコンパートメント症候群も

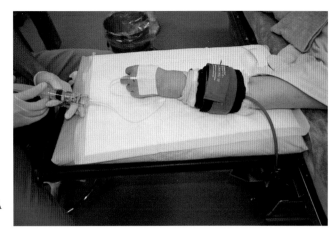

図 3.
前腕タニケットによる IVRA

複数報告されている．原因についてはタニケットによる阻血時間が 100 分以上と長かった例やリドカインを高張食塩水で希釈した例，高度に腫脹している患肢に対して前腕タニケットを装着した例などが指摘されている[9]．こうしたことに対する注意も必要である．

4．タニケットについて

同じ圧を設定してもタニケットの幅や巻き方，腕の太さとタニケットの不適合，円錐状の上腕などの様々な要因で指定した圧力が加わっていないことが実際に起こり得る．そこで，疑わしい際には手術前に加圧し動脈の拍動で血流が遮断されているか否かを確認するなどの注意が必要である．

5．IVRA を施行する場所について

手技的には容易であるが合併症の危険はあるので，すぐに連絡すれば麻酔科医が応援に来られるような手術室かそれに準じた環境で行うことが望ましい[4]．

IVRA の工夫や応用

1．前腕タニケット[10]

タニケットを前腕に装着するもので圧は基本的に上腕とは変わらず 250 mmHg または収縮期圧＋100 mmHg である（図 3）．リドカインの投与量は 0.5％で 25 mL と上腕の半分に減らせる利点がある．タニケットペインも上腕と比べると少なく，鎮痛剤や鎮静剤の併用も少ない．また，薬剤の投与量が少ないのでタニケット解除に際しても 20 分待たずに手術終了時すぐに解除しても問題

はない．ただし，静脈ルートについてはタニケットからの薬液の漏出を予防する観点から手背や手関節部などタニケットから離れた部位に確保することが望ましい．

2．反射性交感神経性ジストロフィー（RSD）や外傷後拘縮の治療への応用[11]

RSD は現在ではカウザルギーとともに複合性局所疼痛症候群（CRPS）に分類されている．治療法には多数報告があるが難渋することが多い．発生機序は明瞭ではないが疼痛や拘縮，循環障害などが複雑に絡み合い悪循環を形成しこれに交感神経の異常反射が加わり発生するものと考えられている．IVRA にステロイドを加え静注し，麻酔が十分に効いてからマッサージを開始する．マッサージは腫脹の強い手背を中心に末梢から中枢に向かって 10～20 分間行う．その後拘縮のある関節に対しては関節包や靱帯を伸ばすようにマニピュレーションを 10～20 分間行う．こうした治療を 5 回まで週 2 回，6 回目以降は週 1 回行うことで発症早期例ではほぼ完治したと報告されている．

3．下肢への応用

大腿タニケットでは効果を発現させるために多量の局所麻酔薬が必要となりそれだけ解除時に大きな危険が伴うので一般的ではない．よって通常，下肢への応用は主として下腿遠位～足病変となる．下腿にタニケットを巻く際に特に重要なことは総腓骨神経麻痺を回避するため腓骨頭から 7～8 cm 遠位に巻くことである（図 4）．薬剤の使用量は上腕タニケットに準じた量とする．

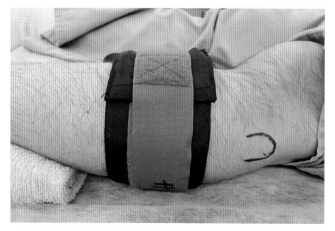

図 4.
下腿タニケットの装着部位
（腓骨頭から 7〜8 cm 遠位）

今後の展望

　IVRA はエコーガイド下の腕神経叢ブロックや腋窩ブロック全盛の時代に徐々にその役割は小さくなってきていると考えられる．しかしタニケット以外は特別な器具を要さず静脈ルートが確保されれば麻酔は可能であり効果発現も早く，またタニケットを解除すれば麻酔覚醒も早いという様々な利点も存在する．これらを生かして局所麻酔では特に深部組織の疼痛が十分には取れないが手術自体は確実に短時間で終わるものがよい適応と考える．実際 Holmes が報告した対象疾患は骨折の徒手整復，腱断裂，ガングリオン摘出などの手術であり短時間で終わる症例がほとんどであった[2]．反対に 1 時間を超えるような手術ではタニケットペインが強くなり鎮痛剤や鎮静剤の投与が必要となること，こうした長い手術では止血の確認も必要なことが多いので初めから IVRA に固執することなく最初からエコーガイド下 ANB などのブロック麻酔や全身麻酔を選択するべきである．

参考文献

1) Bier, A.：Uber einen neuen Weg Lokalanasthesie an den Gliedmassen zu erzeugen. Arch Klin Chir. **86**：1007-1016, 1908.
2) Holmes, C.：Intravenous regional anaesthesia. A useful method of producing analgesia of the limbs. Lancet. **1**：245-247, 1963.
3) 濱本健作ほか：手外科手術における IVRA と ANB の比較―後方視的比較研究―．整・災外．**63**：467-471，2020.
4) Bou-Merhi, J. S., et al.：Intravenous regional anesthesia administered by the operating plastic surgeon：Is it safe and efficient? Experience of a medical center. Plast Reconstr Surg. **120**：1591-1597, 2007.
5) Atanassoff, P. G., et al.：Levobupivacaine 0.125％ and Lidocaine 0.5％ for intravenous regional anesthesia in volunteers. Anesthesiology. **97**：325-328, 2002.
6) 矢埜正実，小川　龍：静脈内局所麻酔（IVRA）と腋窩神経叢ブロックの比較．麻酔．**37**：1108-1111，1988.
7) 西川精宣，森　隆：局所麻酔薬中毒．日臨麻会誌．**39**：391-399，2019.
8) 日本麻酔科学会：局所麻酔薬中毒への対応プラクティカルガイド．2017
9) Guay, J.：Adverse events associated with intravenous regional anesthesia（Bier block）：a systematic review of complications. J Clin Anesth. **21**：585-594, 2009.
10) Volkmar, A. J., et al.：Safety and efficacy of forearm tourniquet compared to upper arm tourniquet for local intravenous regional anesthesia in hand surgery：A randomized clinical trial. Iowa Orthop J. **41**：177-181. 2021.
11) 古瀬洋一ほか：上肢の反射性交感神経性ジストロフィーの治療．臨整外．**29**：175-183，1994.

PEPARS No.193：53-62, 2023

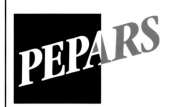

◆特集／形成外科手術 麻酔マニュアル

上肢の手術のための腕神経叢ブロック
―よいブロックとは，しっかり効いて，合併症がないブロックである―

小曽根　英[*1]　鳥谷部荘八[*2]

Key Words：腕神経叢ブロック(brachial plexus block)，鎖骨上アプローチ(supraclavicular approach)，腋窩アプローチ(axillary approach)，エコーガイド下神経ブロック(ultrasound-guided nerve block)

Abstract　　上肢の手術のための伝達麻酔には様々なアプローチがあるが，その中でも鎖骨上アプローチと腋窩アプローチを取り上げてコツを説明する．麻酔マニュアルはすでに世の中にたくさん出ているため，今回はブロックの手技におけるコツを中心に解説する．
　腕神経叢と言うと，解剖を理解するのが難しいと考えるが，ブロックを成功させるための解剖のポイントは限られており，すべてを憶えなければいけないわけではない．また，体位，プローベの扱い方，針の刺入方法，その他にもコツはあるが，それらをつかめば，腕神経叢ブロックのみでなく，全身のどの部位でもできるようになる．

はじめに

　エコーガイド下神経ブロックが普及して久しいが，まだ誰もができる手技とまではなっていない．エコーを使用していない頃に比べれば，格段に確実性は上がり，合併症は減っている．どんな手技もコツや形をつかめば，習得できるだろう．今回は腕神経叢ブロックの中でも，鎖骨上アプローチと腋窩アプローチを取り上げて，エコーガイド下に特有のコツを交えて説明する．

1. 腕神経叢ブロックとは

　腕神経叢は第5頸神経(C5)～第1胸神経(Th1)からなり，上肢を支配している神経が集まっている(図1)．頚部から腋窩にまで分布するが，途中で分岐して離れていく神経や合流する神経もあるため，ブロックをする場所によって麻酔される部分が異なることになる．

　以前はエコーを用いずに，動脈，骨などを触れながら，それをメルクマールとして盲目的にブロックを行っていた．しかし，最近では超音波装置の画質が改善してきたため頻用されるようになり，確実性・安全性は飛躍的に高まった．

2. 各種アプローチ

　腕神経叢ブロックには斜角筋間アプローチ，鎖骨上アプローチ，鎖骨下アプローチ，腋窩アプローチとある．さらに中枢に行けば，神経根ブ

*1 Ei OZONE, 〒983-8520　仙台市宮城野区宮城野2丁目11番12号　仙台医療センター形成外科
*2 Sohachi TORIYABE, 同，医長

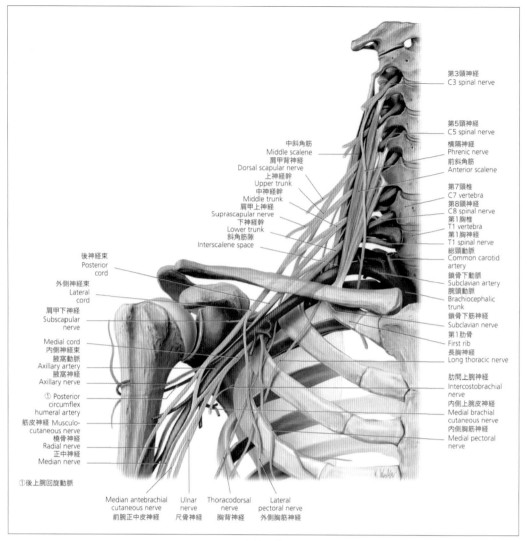

図 1. 腕神経叢の解剖
（文献 1：Schünke, M., et al（著）坂井建雄，松村讓兒（監訳）：プロメテウス解剖学アト
ラス　解剖学総論/運動器系　第 2 版．p355，医学書院，2011．より転載）

ロックとなり，末梢に行けば，末梢神経ブロック
となる（図 2）．

　部位ごとの使い分けは手術をする部位，つまり
麻酔をかけたい部位による．図 3 に上肢の神経支
配を示したが，肩の手術であれば，肩甲背神経や
肩甲上神経もブロックしないといけないために
C5〜C7 の神経根ブロックや斜角筋間ブロックと
なる．

　今回は肘以遠の手術を対象にした場合に多く使
われる，鎖骨上アプローチと腋窩アプローチの 2
つを解説する．

3.　エコーガイド下神経ブロックの基本手技

　エコーガイド下神経ブロックの手順としては以
下である．

- エコープローベを当てる．
- 針を刺入する．
- 薬液を投与する．

　簡単に記すとこうなるのであるが，この流れに
はコツがたくさんあり，それを次に記していく．

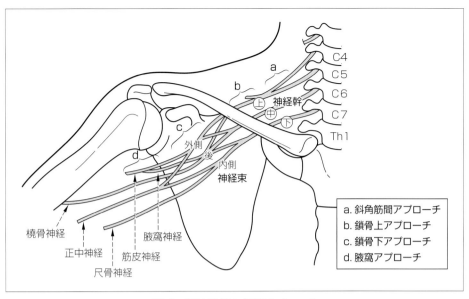

図 2. 腕神経叢の各種アプローチ

（文献 2 より改変引用）

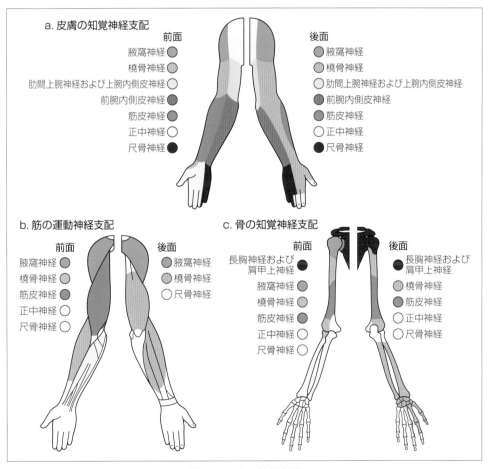

図 3. 上肢の神経支配

（文献 2 より改変引用）

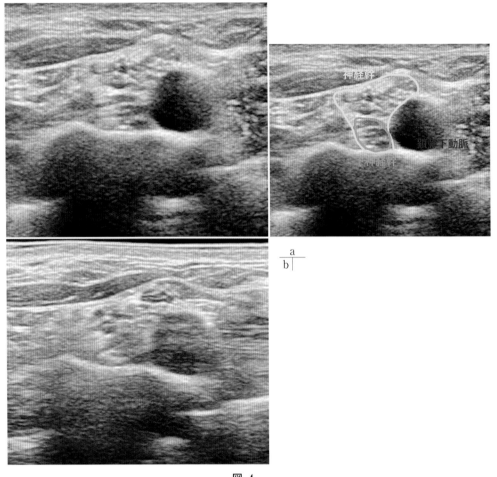

図 4.
a：鎖骨上での神経幹（12 MHz で映したもの）
b：18 MHz で映したもの．下神経幹の描出が 12 MHz のもの(a)よりも不鮮明である．

4. エコーガイド下神経ブロックの様々なコツ

エコーガイド下腕神経叢ブロックのコツを列挙していく．

【エコー本体に関して】
○よいエコーを使う

大前提である．よいエコーを使うと，それだけで，初めてエコーを当てる術者であっても，よい画像が出せる．これは安全なブロックの前提条件であり，画質の低いエコーを使えば，どんなに経験を積んだ術者であっても 100%安全なブロックは不可能である．

○エコーの条件を設定する

プローベは高周波のものほど解像度は上がる

が，深い層のものは映りにくくなる．上肢のブロックであれば 12〜18 MHz のものを使用している．神経の深さによっては低周波の方がよく描出されるものもあるため，状況に応じてプローベを変えることが重要である(図 4)．

本体の条件としては，フォーカス，深度，ゲインの調節を行う．機器によっては，当てる部位や見る臓器によって mode が分かれているものがあり，"nerve mode"がある機器であれば，それに合わせる．また，穿刺モード（針強調モード）がついている機器では，それを利用してもよい．

○術者，患者，エコー画面の順に並ぶ

プローベを当てて，穿刺する際に，手元と画面が同じ方向に来ることで顔，目線のブレを最小限

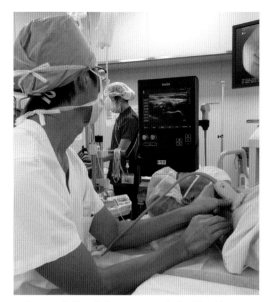

図 5. 術者, 患者, エコー画面の順に並ぶ.

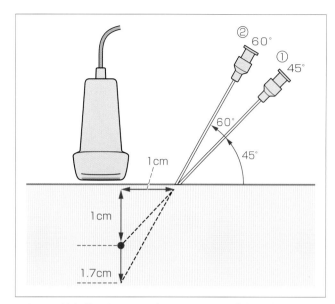

図 6. 対象物の深さにより, プローベの位置と針の刺入
点・角度を調整する.
プローベの端から 1 cm, 皮膚との角度 45°で刺入すれば,
画面の端に針が映ってきた時には深さは 1 cm となってお
り, そこからさらに 45°の角度で進んでいく.

(文献 3 より引用改変)

にする. そのため, エコー画面は, 患者のさらに
奥に置いておくことになる(図5).

【アプローチの選択】

**○肥満の患者は鎖骨上アプローチよりも腋窩ア
プローチの方が描出しやすい**

前提として, エコーの画像は深い部位では描出
されにくくなる.

鎖骨上の脂肪よりも, 腋窩の脂肪の方が肩の外
転やプローベの押しつけで避けやすい(薄くなり
やすい)印象がある. 患者によって脂肪が薄い方
のアプローチを選ぶものもよい.

また, 鎖骨上アプローチは厚い脂肪の上からで
は, さらに深層の鎖骨を避けて神経を描出する
(超音波を神経に届かせる)のが方向的に困難なこ
とがある.

【プローベを当てる】

**○体表がくぼんでいる部分ではゼリーを多めに
つける**

鎖骨上では痩せている患者, 腋窩では筋骨隆々
の患者でくぼみができやすい. ゼリーを多くつけ
て, プローベと皮膚の間に空気が入らないように
する. プローベを押し付けすぎないことも重要で

ある.

○プローベを押し付ける圧を変える

静脈が潰れて針が通る道ができる. わずかでは
あるが, プローベによって神経, 血管, その他の
組織の並びを変えることもできる.

**○エコー画面のどこに神経を映すか? 針の刺
入点と角度は?**

画面のどこに神経を映しておくかであるが, 画
面の中でも針と遠いところに神経があると, 針を
持っていきにくい. しかし, あまりに近くても,
針がプローベに対して垂直に近くなってしまい,
超音波での描出がされにくくなる.

針の刺入点は, プローベに近すぎると, 針の角
度を調節する際に当たってしまう. 遠すぎると,
皮膚に刺入してからなかなか描出されない. 筆者
は0.5~1 cm くらいのところから刺入している.
そして, 例えばプローベに対して45°で挿入して
いくと, 深さ1 cm のところでプローベの端に針
が描出され始めることになる(図6). このような
ことを考える. プローベを当てる際に, プローベ
からどれくらい離して刺入するか, 何度傾けて針
を刺入するかで画面のどこに針が来るかが決ま

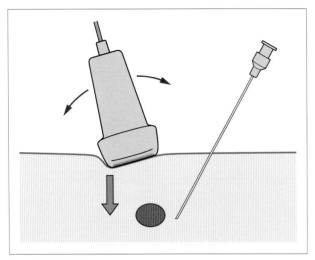

図 7. プローベを傾けることにより, プローベと
針の角度を減少し, 描出しやすくする.
（文献 4 より引用改変）

る. ゆえに, 画面のどの位置に神経を映しておく
かが重要となる.

○ **3D で組織を見る**

前にも記載したが, プローベを動かして構造を
3D で捉えることが重要である.

【**針の刺入〜神経に到達**】

○ **刺入点と筋膜を貫く前にわずかに薬液を投与
する**

皮膚直下や筋膜など神経が集まっている部分に
わずかに麻酔薬を投与するだけで, ブロック中の
痛みが軽減する.

○ **針を描出するためにプローベを傾ける**

エコーの画像は超音波が跳ね返ってくる部分を
high echoic lesion として描出している. そのた
め, 針とプローベの角度が大きくなるほど, 針が
描出されにくくなる. その時には, プローベを皮
膚に押し当てたまま, 針の方に向けるように傾け
るとプローベと針の角度は小さくなり, より描出
されやすくなる(図 7).

○ **必ず針全体を, 難しい場合には先端は常に描
出した状態で針を進める**

針を進める際には必ず針の全長が画面に映って
いる状態で進めることを意識する. そのためには
針・プローベが 1 平面上にあるかを直視して確認
し, その都度修正する. 時間がかかっても, しっか

り描出して針を進めるのが安全なブロックである.

○ **薬液を投与することで血管などの組織を移動
させて, 針が神経に到達するまでの道を作る**

この方法により, まっすぐに神経に向かえれば
よいが, それができない場合, 針の先端に気を付
けながら針自体を血管などに押し付けることによ
り血管などを避けることもできる.

【**薬液注入**】

○ **神経の周囲に全周性に投与する**

ドーナツサインができるように神経上膜の周囲
に投与する. 片側だけでも時間が経てば効いてく
るかもしれないが, 太い神経であればしっかりと
周囲に投与した方が効果の発現が早い.

○ **注入する順番**

浅層の神経から注入すると, 深層の神経がさら
に深くなってしまいやりづらくなるため浅層から
投与する, という考えもある. しかし, 場合に
よっては浅層からでもよい. 浅い層の神経周囲に
薬液を投与しつつ, その神経を移動させて, 深層
の神経に針が到達しやすくする, などの工夫をす
ることが重要である.

○ **ベベル(針先の穴が開いている側)の向き**

神経上膜の直上に持っていくためには, 筆者自
身はベベルを神経と反対側にして, 針の先端を神
経上膜ぎりぎりのところへ進めるようにしてい
る. ベベルが神経側を向いていると, 針の太さの
分だけ神経から離れてしまいわずかだが神経上膜
から離れたところに投与することになる. しか
し, 神経の損傷の観点からはベベルは神経側を向
けた方がよいという報告もある.

○ **局所麻酔を併用する**

神経上膜の周囲に薬液を投与した場合, 効いて
くるまでに時間がかかる. 徐々に効いてくるのを
待つのではなく, 切開する部分にも投与して手術
を開始し, 展開が深い部分に到達するまでには効
いているようにすることも有用である.

以上が, 超音波ガイド下神経ブロックの一般的
なコツである. 次に腕神経叢ブロックの各アプ
ローチについて説明する.

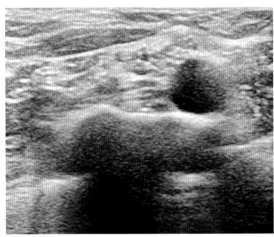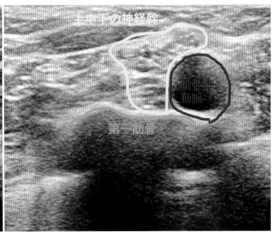

図 8. 鎖骨上アプローチの画像
上中下すべての神経幹が針の届く位置にある.

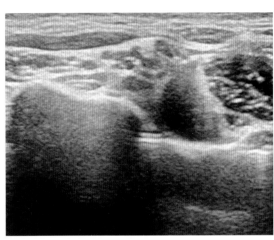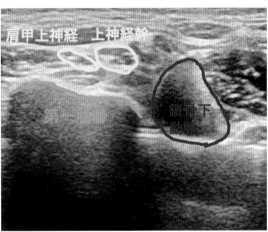

図 9.

5. 鎖骨上アプローチ

それでは,まずは鎖骨上アプローチを解説する.

A．解剖

腕神経叢の解剖は図1の通りである.しかし,ブロックの各アプローチを行う際に必要な解剖は限られる.プローベを当てた時に,上神経幹・中神経幹・下神経幹の3つが映っており,それらがしっかりと針が届くところにあればブロックはできることになる.そのために必要な解剖を考える.

胸鎖乳突筋と僧帽筋の間,鎖骨の頭側にプローベを当てる.鎖骨下動脈と第一肋骨が描出される画像を出すと,第一肋骨の浅層に神経の束が見えてくる.これが,上神経幹・中神経幹・下神経幹である(図8).

しかし,ここで必ず3本に映るかと言うとそう

でもない.実際には当てる部位やプローベの向きによっては,C5から分岐した肩甲上神経が映っていたり,神経根がまだ合わさっていなかったり,もしくはすでに神経幹が分かれていたりする.これが鎖骨上アプローチの難しい原因の1つではないかと考える.

ここで,プローベを中枢・末梢と動かして,神経を3次元的に把握する.と言っても,腕神経叢すべてを把握する必要はない.

把握すべきポイントは以下である.

• **肩甲上神経**(図9)…C5から分岐して背側へ向かう.プローベを鎖骨上から中枢へ動かしていった際に,表層にある神経(C5から)背側へ向かう神経があれば,それが肩甲上神経であり,C5や上神経幹は映っていることになる.

• **下神経幹**…中枢へ追うと,C8・Th1となるが斜

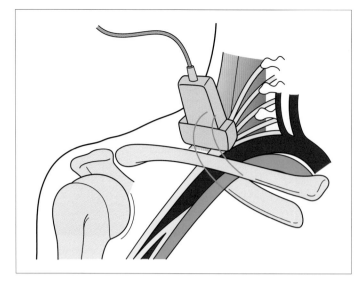

図 10.
鎖骨上アプローチのプローベの位置
（文献 5 より引用改変）

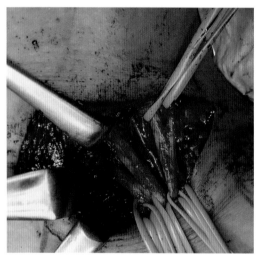

図 11. 腕神経叢の手術野
右から上神経幹，中神経幹，下神経幹

角筋間では深くなるため描出は難しい．斜角筋間でC5-7を確認したあとに，プローベを末梢に動かし，それ以外の神経が見えてくれば，それがC8-Th1となる．

さらに遠位に動かした場合に，鎖骨下動脈の深層に潜り込むので，針を刺入する部分では，鎖骨下動脈の手前にあり，針が届くことを確認してから刺入する．

これらが確認できれば，針が届く部位に，目的となる神経が存在することとなる．

B．体　位

以下に2つの体位を示す．

① 仰臥位で背中の真ん中に縦長の枕を入れて胸を反らせる．頭の下の枕は入れずに，健側を向かせる．

② 半側臥位で行う．

どちらも，ポイントは，皮膚を張らせて，刺入しやすくしたり，神経を表面に近づけることによりエコーで描出しやすくすることである．半側臥位の方が針を持つ手がベッドにぶつかりにくい．仰臥位であると，針を刺す時に下から上に向けて刺す方向になるので，完全な仰臥位ではなく，半側臥位のように少し斜めにした方がやりやすい．またベッドの端に体を寄せることも有用である．

C．手技の実際

胸鎖乳突筋と僧帽筋の間，鎖骨の頭側に，鎖骨に平行にプローベを当てる（図10）．5-Aに記した通りに上・中・下神経幹を描出し（図11），プローベの背側から針を刺入して薬液を投与する．薬液は1%リドカイン10 mLと0.75%ロピバカイン10 mLを混ぜて使用している．

D．注意点

- 鎖骨上ブロックの合併症の1つである横隔神経ブロックを予防するためには，同じ神経が描出されているのであれば，なるべく遠位で薬液を投与するようにする．また，特に上神経幹などの皮膚から近い層では必要以上に多い量を投与しないようにする．
- 頚横動脈などの血管に注意する．
- 気胸に注意する．第一肋骨をしっかりと描出して，その先には針が到達しないようにする．

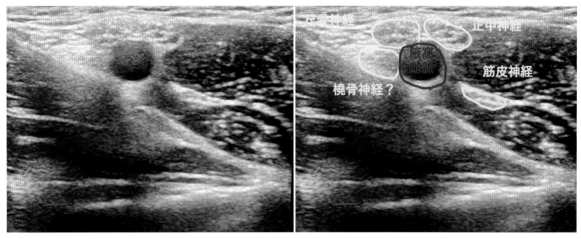

図 12. 腋窩アプローチの画像

6. 腋窩アプローチ

A. 解 剖

先程示した腕神経叢の図(図11)を参照していただきたい. 腋窩では以下の神経をブロックする(図12).

正中神経, 尺骨神経, 橈骨神経:上腕動脈の周囲
筋皮神経:烏口腕筋内もしくは烏口腕筋と上腕二頭筋の間
内側前腕皮神経:尺骨神経近傍
内側上腕皮神経:上腕動脈近くの皮下組織内

腋窩では腕神経叢はすでに様々な神経が分岐しており, 肩以遠をすべてブロックできるわけではない. それゆえにターニケットペインに対しては鎖骨上アプローチよりも効果が低くなる. 具体的には, 腋窩神経, 内側上腕皮神経などはすでに分岐してしまっている.

B. 体 位

仰臥位で肩外転90°ほどとする. こちらも皮膚を張らせることで神経が表面に近づき, エコーでの描出や穿刺がしやすくなる. 術者は尾側に座ってもよいし, 頭側に座ってもよいが, 筆者は頭側に座って行っている. どちらの場合も, 真正面にエコー画面がくるように設置する.

また, その際に, 患者の肘は曲げない方がよいことが多い. 肘を曲げて外旋90°の状態にすると, 高齢者など肩が硬い患者は, 姿勢が取れない.

C. 手技の実際

平行法で行う. 腋窩動脈を描出し, その周囲にある正中・尺骨・橈骨神経を描出する. 近位遠位へ動かしたり, プローベを傾けたりして, ハニカムパターンを呈する神経3本を同定する. 橈骨神経は動脈の深層にあり, 特に血管壁が硬化している患者などでは, 超音波が到達しにくいため, 描出されにくい. そのような時には, 少し末梢にプローベを移動させると, 上腕後方へと伸びている橈骨神経を描出することができる(図13). また, 上腕の中央で後方からプローベを当てても, 上腕骨に接した橈骨神経を描出することができる. 同部位でのブロックでもよい.

次に筋皮神経を同定する. 上記の3つの神経よりも腹側にあり, 烏口腕筋の中に存在する. より中枢で外側神経束が筋皮神経と正中神経に分かれるので, 正中神経と筋皮神経をそれぞれ見つけた後に, 中枢で合流することを確認すると, より正確な診断となる.

薬液は鎖骨上アプローチと同様でよい.

筋皮神経には3mL, 正中・尺骨・橈骨神経には5mLずつで十分である. 残りを内側前腕皮神経・内側上腕皮神経に投与する.

おわりに

超音波ガイド下神経ブロックのマニュアルはすでに世の中にはたくさん出てきている. そのた

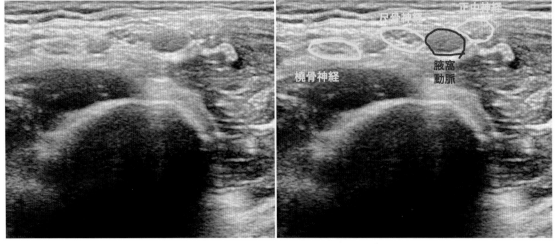

図 13. 腋窩からプローベを末梢にずらしていくと，橈骨神経が描出されやすい位置に見えてくる．

め，マニュアルとしての一般的な記載よりも，ブロックのコツに焦点を当てて書かせていただいた．今回，合併症やそれに対する対応などは省略しているが，局所麻酔薬中毒，アナフィラキシーショックなど致死的な合併症も起こり得る手技であるので，そちらの方も他の文献より習得してから実際の手技を行っていただければと思う．

　また，エコーに慣れる最大のコツは，"普段の診察からエコーを使う"ことである．

　形成外科診療において関わることが多い手外科の診察では，指神経や指動脈，また末梢の皮神経など細いものを描出することが多い．これらが描出できれば，腕神経叢ブロックで描出するべきものは比較的太いので，解剖さえわかれば描出できるようになる．

参考文献
1) Schünke, M., et al(著), 坂井建雄, 松村讓兒(監訳)：プロメテウス解剖学アトラス　解剖学総論/運動器系　第2版．p355, 医学書院, 2011.
2) 北山眞任：上肢手術のための神経ブロック．関節外科．**39**(7)：6-16, 2020.
3) 後藤英之：迷わず打てる関節注射・神経ブロック．p26, 羊土社, 2019.
4) 笹原　潤ほか：超音波ガイド下インターベンションは安全か　合併症とその対策．臨床整形超音波学．p200-205, 医学書院, 2022.
5) 仲西康顕：斜角筋間ブロック．うまくいく！超音波でさがす末梢神経 100%効く四肢伝達麻酔のために 第3版．p.120, メジカルビュー社, 2016.

PEPARS No.193 : 63-71, 2023

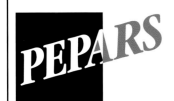

◆特集／形成外科手術 麻酔マニュアル

超音波ガイド下ブロック麻酔による下肢手術

菊池 守*

Key Words : 超音波ガイド下神経ブロック(ultrasound-guided nerve blocks), ブロック麻酔(block anesthesia), 大腿神経ブロック(femoral nerve block), 坐骨神経ブロック(sciatic nerve block), 伏在神経ブロック(saphenous nerve block), 外側大腿皮神経ブロック(lateral femoral cutaneous nerve block)

Abstract 下肢, 特に下腿や足部の手術において, 坐骨神経, 伏在神経, 大腿神経, 外側大腿皮神経などの超音波ガイド下ブロック麻酔は非常に有用である. 本稿では実際の超音波画像を供覧しつつ, 準備物や局所麻酔の使用量, 実際の手順について詳しく述べる. 超音波装置を使用して神経と穿刺針を同定しつつブロックすることで合併症を回避し最低限の量で有効な除痛を得ることができる.

はじめに

下肢の手術, 特に足部や下腿の手術においては超音波ガイド下のブロック麻酔が有用である. 特に心機能が悪く全身麻酔のリスクが高い症例, 抗凝固薬や抗血小板薬を服用していて硬膜外麻酔や脊椎麻酔を行いにくい症例, 範囲が広く局所麻酔だと極量を超えてしまうような症例などで, どうしても手術をしなければならない場合にも検討が可能である.

以前, 筆者は足部の手術に足関節部位での神経ブロック(アンクルブロック)を用いていたが, 十分な麻酔効果が得られず追加の局所麻酔が必要に

なる場合もあった. 超音波ガイド下に神経を同定した上でブロック麻酔を行う方が確実であるので, 現在はブロック麻酔で行っている.

下肢手術に用いる代表的なブロック麻酔としては坐骨神経ブロック, 伏在神経ブロック, 大腿神経ブロック, 外側大腿皮神経ブロックなどがあり, しばしば使用される(表1). それぞれ術野と支配領域を考えて適応を選択する.

準備物(図1)

① 超音波装置(10 MHz 以上の体表用リニアプローブが望ましい)とゼリー

② 静脈ルートの確保

③ ブロック針もしくはカテラン針と延長チューブ

④ 薬剤 7.5 mg/mL(0.75%)の塩酸ロピバカイン(アナペイン®)が長時間作用型の局所麻酔薬で

* Mamoru KIKUCHI, 〒155-0031 世田谷区北沢 2-8-16 医療法人社団青泉会 下北沢病院, 院長

表 1. 代表的神経ブロックの特徴

坐骨神経ブロック，伏在神経ブロック，大腿神経ブロック，外側大腿皮神経ブロック，
それぞれの特徴をまとめる．

	支配領域	穿刺部位	注入量 （0.75%ブピバカインを 生食で倍希釈した場合）
坐骨神経ブロック	膝関節より末梢（下腿から足部内側以外）	膝窩よりやや近位の大腿外側	15 mL 前後
伏在神経ブロック	膝関節〜足部内側	下腿近位の内側	5 mL 前後
大腿神経ブロック	大腿前方〜下腿と足部の内側	鼠径靭帯よりやや遠位の外側	15 mL 前後
外側大腿皮神経ブロック	大転子〜大腿前面外側	大腿近位部の外側から	5 mL 前後

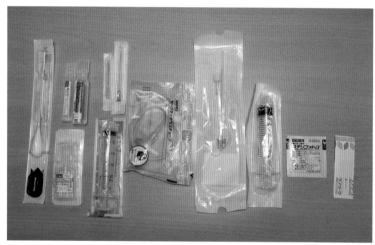

図 1. 準備物
神経ブロックに必要な物品．カテラン針を用いても，ブロック針を用いてもよい．

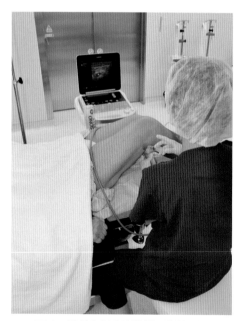

図 2. 患者と超音波装置の位置関係
自分と穿刺部位と超音波装置の画面を一直線上
に配置する，穿刺しながら首をひねったりするこ
とがないようにすることが重要である．

あり，比較的安全性が高いため使用しやすい．
極量は体重あたり 3 mg/kg とされている．
（体重 60 kg の患者で原液 24 mL，40 kg の患者
で原液 16 mL）
筆者は 0.75%ロピバカインを生理食塩水で倍
量希釈して注入している．
⑤ 穿刺部の消毒薬
⑥ 絆創膏

神経ブロックの基本的手技

1．エコーの配置

自分と穿刺部位と超音波装置の画面を一直線上
に配置し，穿刺しながら首をひねったりすること
がないようにする（図 2）．

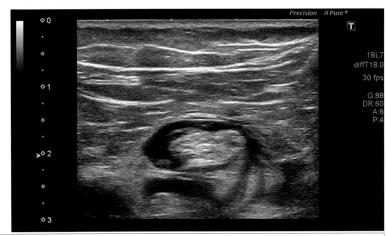

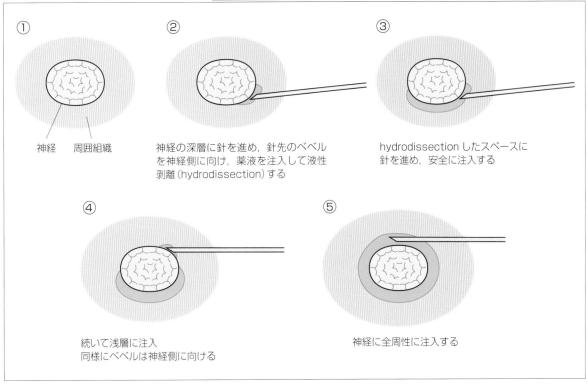

図 3. Hydrodissection
a：手術の局所麻酔の際と同様に液性剥離を用いて層を作ることで，安全に注入する
　 ことが可能となる．
b：注入後は神経周囲が麻酔薬の層によって目玉状に浮き上がるようになる．

図中のテキスト：

① 神経　周囲組織

② 神経の深層に針を進め，針先のベベル
を神経側に向け，薬液を注入して液性
剥離（hydrodissection）する

③ hydrodissection したスペースに
針を進め，安全に注入する

④ 続いて浅層に注入
同様にベベルは神経側に向ける

⑤ 神経に全周性に注入する

2．神経周囲への注入手技

　短軸走査によって神経と周囲の組織をしっかりと同定した後に，神経ならびに穿刺針の針先を超音波画像で常に確認しつつ針先を進めていく．神経周囲に薬液を浸潤することによって神経を周囲組織から浮かせ（液性剥離：hydrodissection）（図

3），そのスペースに針を進めつつさらに注入していくことで安全にブロックを行う．神経より浅層に薬液を注入するとそれより深層の組織は見にくくなるため，まずは神経より深層に注入し，続いて神経の浅層に注入するようにする．

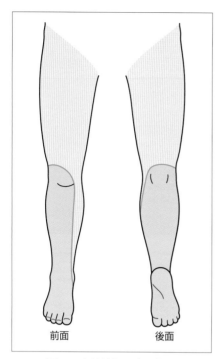

図 4. 坐骨神経の支配領域

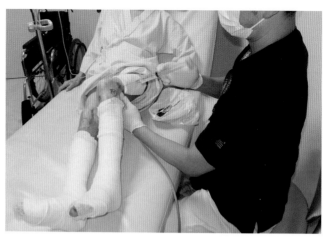

図 5. 坐骨神経ブロック時の様子

効果の持続時間と手術時間

　注入より 60 分後にはほぼ麻酔が完成し, 少なくとも 6〜8 時間は麻酔効果が持続する. 術後の疼痛は 12 時間以上経ってから訴えることが多い.

　「長時間になるとしばしば同じ体位でいることなるため, 2 時間以内の手術が適応となると考える. また患者の意識ははっきりしているため, 鎮静薬(ミダゾラムやデクスメデトミジンなど)を併用する場合もある.

<例>

　ミダゾラム 10 mg を 20 mL に溶解して 0.5 mg/mL とし, 初回投与として 1〜2 mg をできるだけ緩徐に(1〜2 mg/分)静脈内に注射する. 必要に応じて 0.5〜1 mg を少なくとも 2 分以上の間隔をあけて, できるだけ緩徐に(1〜2 mg/分)追加投与する.

禁　忌

　全身状態不良な患者, 肝機能障害, 腎機能障害, など. 特にロピバカインやリドカインは肝代謝されるため肝機能不全のある患者では代謝が遷延する可能性がある.

支配領域と実際の手技

1. 坐骨神経ブロック

　人体の中で最も広い支配領域を持つ坐骨神経は下腿〜足部内側を除く膝関節より末梢での広い範囲の皮膚知覚と, ハムストリングス, 下腿より遠位の筋肉の運動を支配する(図 4).

A. 体　位

　伏臥位もしくは, 仰臥位で膝を屈曲した状態でも可能(図 5).

B. 部　位

　膝窩部よりやや近位の脛骨神経と総腓骨神経の分岐部

C. 手　技

　まず膝窩で短軸走査で膝窩動静脈を描出する. 膝窩動脈の拍動を確認し, カラードプラーを使用するとさらに同定が容易である. 続いて膝窩動脈の浅層に存在する膝窩静脈を同定し, その浅層の脂肪組織に埋もれている脛骨神経を見つける.

　脛骨神経を同定できたら短軸走査のまま中枢へと追っていき, 総腓骨神経が合流していくのを確認する. 膝窩部より 5〜10 cm 近位で坐骨神経か

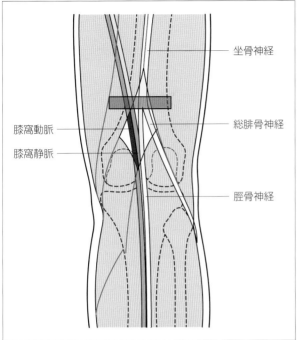

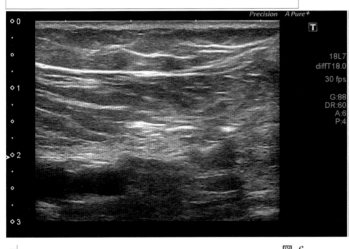

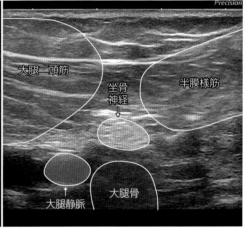

a
b

図 6.
a：坐骨神経の解剖　　b：エコーで見た坐骨神経

ら脛骨神経と総腓骨神経に分岐することが多い.
この際, 総腓骨神経は脛骨神経とは平行には走行
していないため描出しにくいことがあるが, この
場合はプローブをやや頭側に傾けて下腿と垂直に
あてると見えやすい(図6).

　プローブを中枢から末梢に往復させ脛骨神経と
総腓骨神経の分岐部を確認(動画1). 外側より穿
刺し両者の周囲に浸潤するように10 mL前後の薬
液を注入する.

D．注意点

　体格の大きい患者では坐骨神経が深い位置にな

り同定しにくいことがある. 体表より3 cm以上
深くなると正確な描出が難しくなってくる. その
ような患者では術前にエコーで神経の位置を同定
できるか確認(プレスキャン)しておいた方がよい.

―――――――――――――――――――――

＜動画1＞(Youtubeにつながります)

坐骨神経が脛骨神経と総腓骨神経に分
岐する部位をエコーで確認する.

https://youtu.be/944szSBaL-E

―――――――――――――――――――――

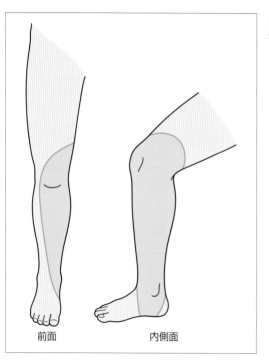

◀図 7.
伏在神経の支配領域

前面　　　　　　　　内側面

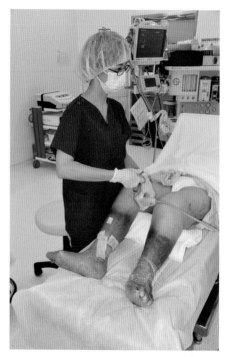

図 8. ▶
伏在神経ブロック時
の様子

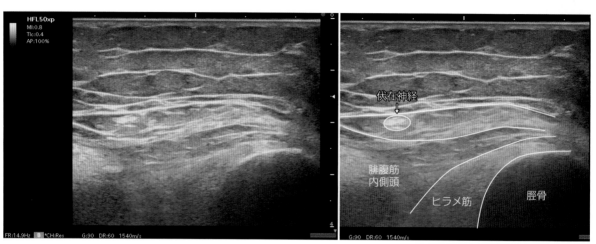

図 9.　エコーで見た伏在神経

2．伏在神経ブロック

　膝関節内側から下腿，足関節内側は大腿神経の枝である伏在神経の支配領域であり，坐骨神経ブロック単独では除痛ができない(図7)．坐骨神経ブロックと伏在神経ブロックを併用することで下腿や足部の手術を行うことができる．また伏在神経は大腿神経ブロックよりも少量の局所麻酔薬で可能である．

　伏在神経ブロックは大腿中央部と下腿近位部の2か所で可能だが，筆者は通常下腿近位部でのブロックを行っている．

A．体　位

　股関節軽度屈曲，外旋位(図8)

B．部　位

　膝蓋骨遠位端から5〜10 cmほど遠位のレベルの膝関節内側で縫工筋筋膜と薄筋筋膜の間のコンパートメント．脛骨後縁から腓腹筋内側などにかけて縫工筋筋膜と薄筋筋膜の2枚の筋膜があり，その間の後方に伏在神経が走行する．大伏在静脈は皮下で縫工筋筋膜の浅層を走行し，伏在神経は縫工筋筋膜の深層を走行するため異なる層であることに注意する(図9)．

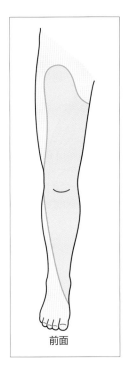

◀図 10.
大腿神経の支配領域

前面

図 11. ▶
大腿神経ブロック時の様子

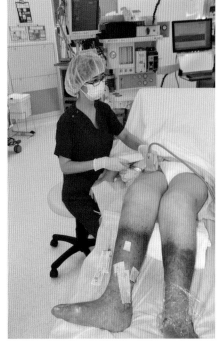

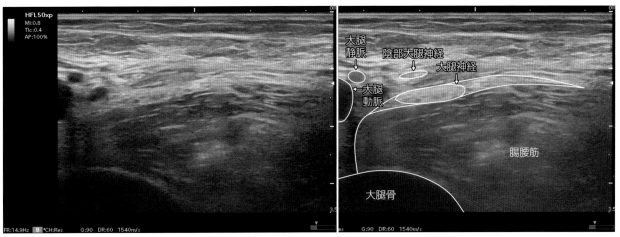

大腿
静脈

陰部大腿神経

大腿神経

大腿
動脈

腸腰筋

大腿骨

図 12. エコーで見た大腿神経

C. 手 技

短軸走査で脛骨後縁からヒラメ筋，腓腹筋内側頭，大伏在静脈を確認し，脛骨の上から穿刺する．縫工筋筋膜と薄筋筋膜の間の小さなコンパートメントの後方に薬液を注入する．

3. 大腿神経ブロック

大腿神経は大腿前方の皮膚の知覚および膝関節の伸筋群，そしてその枝である伏在神経の領域を支配する．鼠径靭帯の下で大腿動静脈の外側を通過し，鼠径靭帯を通過した後は腸腰筋筋膜の下方に位置する（図10）．

A. 体 位

仰臥位（図11）

B. 部 位

上前腸骨棘と恥骨をつなぐ鼠径靭帯より2横指ほど遠位で，腸腰筋筋膜の下

C. 手 技

鼠径靭帯と平行にプローブをあて短軸走査で大腿動脈，大腿静脈を確認する．大腿動脈の外側を観察し，大腿動静脈の深層に存在する腸腰筋の表面に走行する大腿神経を同定する（図12）．外側より穿刺し，大腿神経の下方（深部）で液性剥離した

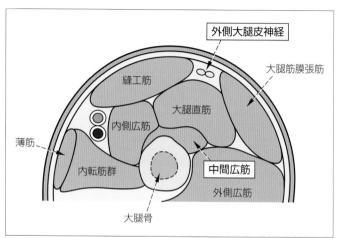

図 14. 外側大腿皮神経の解剖

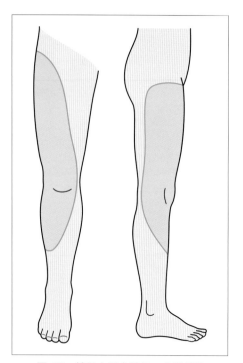

図 13. 外側大腿皮神経の支配領域

後に腸腰筋筋膜と大腿神経の間にも追加する．周囲に浸潤するように薬液を注入する．

4．外側大腿皮神経ブロック

主に大腿の前面外側，大転子付近の皮膚の知覚を支配する．大腿外側から採皮する場合にはこのブロックを使用する（図 13）．

大腿近位部（上前腸骨棘から 5〜10 cm）で縫工筋と大腿筋膜張筋の筋間を同定し，その筋間と皮膚の間のコンパートメントに外側大腿皮神経を同定する（図 14）．分枝を出すこともあるためできるだけ中枢側に辿り，近位で外側より穿刺する．コンパートメント内に薬液を注入する．

筆者がブロック麻酔をする際に使用する薬液の量
（0.75％ロピバカインを倍希釈した薬液を使用した際の注入量）

- **足関節以遠の手術**：坐骨神経ブロック 15 mL ＋ 伏在神経ブロック 5 mL
- **下腿のデブリドマン**：坐骨神経ブロック 15 mL ＋大腿神経ブロック 15 mL
- **下腿のデブリドマンに大腿部からの植皮を加える場合**：坐骨神経ブロック 15 mL ＋大腿神経ブ

ロック 15 mL ＋外側大腿皮神経ブロック 5 mL

合併症や術後のリスク

1．神経損傷，神経内注入

末梢神経に刺さって損傷するリスクを避けるため鈍針（ブロック針）が使用されることが多い．しかし筋膜などを貫く際に抵抗が強いことや視認性が低いことから筆者は 23 G のカテラン針を使用している．ただし神経への穿刺を避けるため，神経ならびに穿刺針の針先を超音波画像で常に同定しつつ行うことが必要である．電気刺激装置の併用も有用である．

2．局所麻酔薬中毒

過量投与や血管内誤注入による局所麻酔薬中毒は最も注意すべきである．はっきり神経が同定できていないのに局所麻酔薬を注入することで大量に注入したり，血管内に誤注入することにつながる．そのため常に超音波画像で神経と穿刺針を確認することはもちろんのことだが，万が一に備えて静脈ルートを必ず確保しておかなければならない．めまいや耳鳴り，口唇周囲の違和感や興奮状態，血圧の上昇，頻脈など局所麻酔薬中毒を疑う

所見が診られたら，すぐにバイタルサインのモニタリング，酸素や薬剤投与の準備を行う.

痙攣が生じた際にはミダゾラムやジアゼパムの投与を行う．心毒性への対処として脂肪乳剤（イントラリポス®）100 mL を 5 分おきに 3 回静注（lipid rescue）する.

また注入時の血管内誤注入を防ぐためには，穿刺針に延長チューブをつけて，穿刺者とは別に，介助者に注入する前に血液の逆流を確認してもらいながら少量ずつ注入するのがよい.

3．転倒リスク

大腿神経ブロック後は大腿四頭筋筋力が低下し，坐骨神経から分岐した脛骨神経や総腓骨神経のブロック後は下腿の屈筋や伸筋，足底足背の筋力が低下するため，転倒リスクが高い．ブロックした当日はベッド上安静とし，車椅子からトイレでの移乗を行うとしても必ず観察下に行う.

まとめ

超音波ガイド下ブロック麻酔は，各神経ブロックの支配領域を理解した上で適切なブロックを選択すれば下肢，特に下腿や足部の手術においても非常に有用である．超音波装置を使用して神経と穿刺針を同定しつつブロックすることで合併症を回避し最低限の量で有効な除痛を得ることができる.

本論文について他社との利益相反はない.

参考文献

1）中西康顕ほか：うまくいく！超音波でさがす末梢神経．田中康仁監修, 126-157, メジカルビュー, 2015.

PEPARS No.193：72-77, 2023

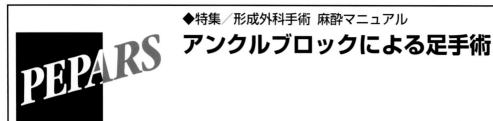

◆特集／形成外科手術 麻酔マニュアル

アンクルブロックによる足手術

山内菜都美[*1] 淺田裕司[*2]

Key Words：足関節ブロック(ankle block)，神経ブロック(nerve block)，切断(amputation)，デブリードマン(debridement)，糖尿病性足潰瘍(diabetic ulcer)，下肢末梢動脈疾患(peripheral arterial disease)

Abstract アンクルブロックは，足関節で5つの神経(浅腓骨神経・深腓骨神経・伏在神経・脛骨神経・腓腹神経)を遮断する麻酔法である．片側だけに良好な除痛が得られ，足関節の運動障害をきたさないため，早期離床にもつながり，あらゆる足部手術において有用である．また，高齢者や心・血管系に合併症を有するハイリスク患者でも大きな循環変動をきたすことなく安全に除痛が可能である．特に，ランドマーク法では，エコーや神経刺激装置など特別な機器も不要で，患者に無理な体勢を強いることなく施術できる．

ここでは，ランドマーク法によるアンクルブロックについて臨床的に概説する．エコーガイド下でのアンクルブロックについては成書を参考されたい[1]．

はじめに

従来，局所麻酔のみでは行えないような下肢の手術での麻酔は，全身麻酔か硬膜外麻酔・脊椎麻酔が主体であった．しかし，高齢者や心・血管系に合併症をもつハイリスク患者では全身麻酔が行えない場合や，抗凝固療法が併用されている症例では血腫などの危険性から硬膜外麻酔・脊椎麻酔が行えない場合も多い．これらの患者に対しては，代替手段として神経ブロックが選択される．

足部の手術に対しては，アンクルブロックは有用である．より上位での大腿神経ブロックなどと違い，簡単なランドマーク法によっても確実な除痛を得やすい．

また，片側だけに良好な除痛が得られ，足関節の運動機能を温存できるため，術後の運動制限を最小限にとどめ早期離床を図ることが可能である．

整形外科領域では，外傷による足関節部以遠の骨折観血的整復術や固定術，足根管開放術，骨切り術などで使用される．基礎疾患のない健康な患者が多く，膀胱留置カテーテルが不要で，足関節運動機能が温存でき，早期離床が見込めるアンクルブロックは，日帰り手術でも重宝される．

我々形成外科領域では，糖尿病性足壊疽や虚血肢に対する切断や広範囲のデブリードマンでの使用が多い．高齢者で心肺機能が悪く全身麻酔をかけられない症例や，抗凝固療法のため腰椎麻酔ができない症例など，合併症を有するハイリスク患者も多い．また，準緊急でデブリードマンや切断などが必要となることも多い．そのため，エコーや神経刺激装置など特別な装置も不要で，患者に無理な体勢を強いることも麻酔科の手を煩わせることなく，短時間でできる自家麻酔でのアンクルブロックは非常に有用である．

足関節の神経支配は，足背が浅・深腓骨神経，外側が腓腹神経，足底が脛骨神経，内側の一部が伏在神経となっている．これら5つ全ての神経を足関節周囲で遮断するのがアンクルブロックである(図1)．

[*1] Natsumi YAMAUCHI, 〒660-8511 尼崎市稲葉荘3丁目1番69号 関西労災病院形成外科，医長
[*2] Yuji ASADA, 同，部長

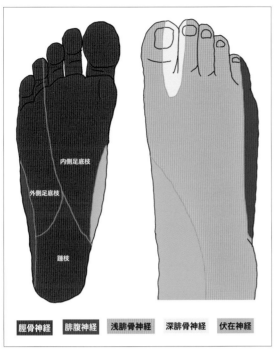

図 1. 足部の皮膚感覚神経支配

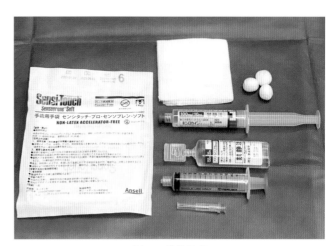

図 2. 準備物品

アンクルブロックの実際

1. 準備物品（図 2）

局所麻酔薬, 25 G 針, 10 cc 注射器, 滅菌手袋, 消毒液, ガーゼ

2. 薬物の選択

短時間作用型と長時間作用型の局所麻酔薬を混合して使用する.

長時間作用型を混合することにより, 術中のみならず術後の鎮痛にも効果を発揮する. ブロックの効果消失後は, 非ステロイド性抗炎症薬の投与で十分な症例が多い.

当院では, 1％キシロカイン®（リドカイン）と, 0.75％アナペイン®（ロピバカイン）を 1：1 で混合して使用している. 基準最大用量は, キシロカイン® で 200 mg, アナペイン® で 300 mg である[2]. もちろん, 局所麻酔薬に対するアレルギーがある患者には禁忌である.

なお, エピネフリン（アドレナリン）添加は, 局所麻酔薬の血中への吸収を遅延させ, 作用時間延長, 局所麻酔中毒予防, 局所出血予防に効果的ではあるが, 末梢神経ブロックの知覚遮断時間の延長に関してはいまだ議論があり, 明確なエビデンスはない[3]. また, 2020 年 12 月に, エピネフリン添加キシロカイン® の指趾への使用は禁忌から除外されたが, 血行障害のある患者, 複数の指趾へ同時投与を行う患者, 小児に対しては慎重投与であり, 虚血肢では使用しないことが望ましい. 効果持続時間の延長の目的であれば, 長時間作用型の局所麻酔薬を使用すればよい. 血管内誤投与と神経内注入時の神経毒性増加のリスクを考慮し, 当院では使用していない.

効果発現時間は 5〜15 分程度である. ブロック操作終了後, 手術準備を行う間にブロック効果は十分に得られるため, スムーズに手術に移行できる. トータル 15〜20 mL の投与で, 5〜12 時間の鎮痛が得られる.

3. 合併症

感染症・血腫・血管穿刺・局所麻酔薬中毒など
局所麻酔薬中毒による痙攣や致死性心室性不整脈には特に注意が必要である. 必ずモニターを装着して患者観察を行い, 中毒に対する対応の準備は必須である.

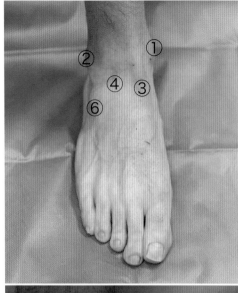

図 3.
足の体表解剖
①内踝
②外踝
③前脛骨筋腱
④長趾伸筋腱
⑤アキレス腱
⑥長・短腓骨筋

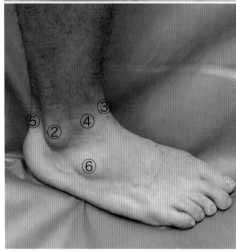
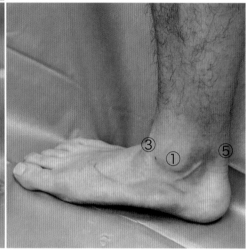

4．アンクルブロックに必要な局所解剖（図 3，4）

5 本それぞれの神経が，足関節部でどこを走行しているか，解剖学的な位置関係を把握することが重要である．

外表面から確認できる，内踝，外踝，足背（前脛骨）動脈，後脛骨動脈，前脛骨筋腱，長趾伸筋腱，長・短腓骨筋，アキレス腱などをメルクマールとする．

A．脛骨神経

5 本のうち最も太い枝である．膝下では膝下動静脈と併走している．下腿では，後脛骨筋と長趾屈筋の間を，膝下動脈の終枝である後脛骨動脈と下行している．足関節部は，内踝の後方を後脛骨

動静脈と併走し，アキレス腱前方に至り，踵骨枝と足底枝に分岐する．足底枝はさらに内側・外側足底枝に分岐する．

内踝とアキレス腱の間で後脛骨動脈を触知し，分岐を考慮して内踝よりやや上方に，60° の角度で下方に向けて 1〜1.5 cm の深さまで針を刺入する．吸引し後脛骨動静脈が貫通されていないことを確認したのち，注入する．

B．腓腹神経

脛骨神経由来の内側腓腹皮神経と，総腓骨神経由来の外側腓腹皮神経が合流し，長腓骨筋腱とアキレス腱外側縁との間を走行する．腓骨筋腱は腓骨後縁に沿って触知できる．外踝より近位では小伏在静脈の前外方を走行し，外踝の後方で交差し

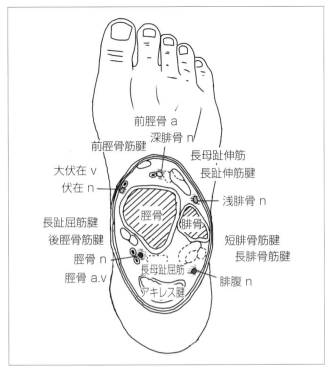

図 4. 足関節部における局所解剖

図中ラベル：

前脛骨 a
深腓骨 n
前脛骨筋腱
大伏在 v
伏在 n
長母趾伸筋
長趾伸筋腱
浅腓骨 n
長趾屈筋腱
後脛骨筋腱
脛骨
腓骨
脛骨 n
短腓骨筋腱
長腓骨筋腱
脛骨 a.v
長母趾屈筋
腓腹 n
アキレス腱

て小伏在静脈の後側を走行する．外踝上端レベルで，アキレス腱との間，小伏在静脈周囲の皮下に注入する．

腓骨頭の下から前面に回った総腓骨神経は，浅腓骨神経と深腓骨神経に分岐する．

C．浅腓骨神経

長趾伸筋と長・短腓骨筋の筋間中隔を下行する．長・短腓骨筋へ筋枝を出したあと，下腿の下 1/3 あたりの腓骨の前面で，下腿筋膜を貫通して皮下に出る．内側・中間足背神経に分岐していることもあるが，互いに近接しているため，長・短腓骨筋と長趾伸筋の両筋膜上へ広く注入することで両枝に確実に達することができる．外踝と長趾伸筋腱の間の皮下に注入する．

D．深腓骨神経

下腿骨間膜の前方を，前脛骨動脈とともに下行する．足関節部では，前脛骨動脈から名前を変えた足背動脈とともに脛骨の前面を通る．前脛骨筋腱と長母趾伸筋腱の間で前脛骨動脈の拍動を触知し，動脈を穿刺しないように針を刺入する．神経は皮膚から 1～1.5 cm の深さに存在している．動

脈が触知できない場合は，脛骨に隣接する前脛骨筋腱の外側へ，同様に動脈穿刺に注意し，吸引をかけながら穿刺し，注入する．

E．伏在神経

大腿神経の枝で，大伏在静脈のすぐ内後側，やや深層を併走している．足関節においても内側皮下を通過する．内踝先端を触知し，その近位 3～5 cm の部位で針を前方に向けて刺入し，静脈を穿刺していないことを確認してから，内踝と前脛骨筋の間に皮下に注入する．

＜Point＞

A．脛骨神経

内踝とアキレス腱の間で後脛骨動脈を触知し，内踝よりやや中枢で 1～1.5 cm 穿刺．動脈穿刺に注意．

B．腓腹神経

外踝とアキレス腱との間の皮下

C．浅腓骨神経

外踝と長趾伸筋腱の間の皮下

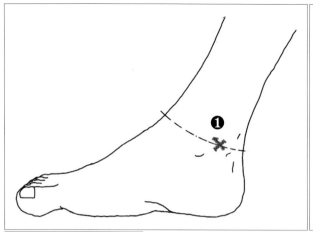
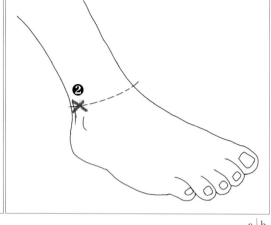
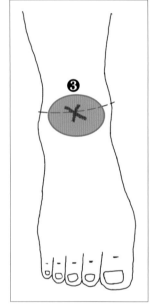

図 5.
注入部位
 a：後脛骨神経ブロック
 b：腓腹神経ブロック
 c：深腓骨神経・浅腓骨神経・伏在神経ブロック
   中央 1 か所で深腓骨神経ブロックしたのち，皮下広範囲に浸潤麻酔する．
   青色の範囲を皮下麻酔液で膨らませる．

D．深腓骨神経

前脛骨筋腱の外側で前脛骨動脈を触知し，1〜1.5 cm 穿刺．動脈穿刺に注意

E．伏在神経

内踝と前脛骨筋の間の皮下

脛骨神経，深腓骨神経はそれぞれ伸筋支帯，屈筋支帯の深部に存在するため，下腿筋膜を貫き，動脈穿刺に注意して伝達麻酔を行う．それ以外の神経は下腿筋膜より手前に存在しているため，皮下に浅く薬液を注入し浸潤麻酔とする．皮下にしっかりと盛り上がりを作るように注入する．

5 本のうち最も太い神経である脛骨神経を，最初にブロックする．また，深腓骨神経ブロックの刺入部から，浅腓骨神経と伏在神経のブロックができるため[4]，内踝後方，外踝後方，背側正中の計 3 か所のアプローチで 5 本の神経ブロックが完遂できる．

薬液の量はいずれも 3〜5 mL で十分である（図5）．

まとめ

高齢者の増加に伴い，合併症を抱えたハイリスク患者が増えていく中で，循環動態に大きな影響を及ぼさず，短時間で安全に除痛効果が得られるアンクルブロックは今後，必要とする機会が増えていくと考えられる．足関節部の局所解剖と神経支配を理解していれば，誰でも簡単に，素早く適

切なブロックを行うことができる.

参考文献

1）森本康裕, 柴田康之：超音波ガイド下末梢神経ブロック実践 24 症例：LiSA コレクション. メディカルサイエンスインターナショナル, 2013.
　Summary　写真と Web 動画が充実していて, わかりやすい 1 冊.
2）公益社団法人日本麻酔科学会. 麻酔薬および麻酔関連使用ガイドライン改訂第 3 版第 4 訂. 123-140, 2019.
3）Wiles, M. D., Nathanson, M. H.：Local anaesthetics and adjuvants-future developments. Anaesthesia. **65**（Suppl 1）：22-37, 2010.
4）Kay, J.：Ankle Block. Techniques in Regional Anesthesia and Pain Management Volume 3 Issue 1. 3-8, Elsevier, 1999.

FAX による注文・住所変更届け

改定：2015 年 1 月

　毎度ご購読いただきましてありがとうございます．
　読者の皆様方に小社の本をより確実にお届けさせていただくために，FAX でのご注文・住所変更届けを受けつけております．この機会に是非ご利用ください．

◎ご利用方法

　FAX 専用注文書・住所変更届けは，そのまま切り離して FAX 用紙としてご利用ください．また，注文の場合手続き終了後，ご購入商品と郵便振替用紙を同封してお送りいたします．**代金が 5,000 円をこえる場合，代金引換便とさせて頂きます**．その他，申し込み・変更届けの方法は電話，郵便はがきも同様です．

◎代金引換について

　本の代金が 5,000 円をこえる場合，代金引換とさせて頂きます．配達員が商品をお届けした際に，現金またはクレジットカード・デビットカードにて代金を配達員にお支払い下さい(本の代金＋消費税＋送料)．(※年間定期購読と同時に 5,000 円をこえるご注文を頂いた場合は代金引換とはなりません．郵便振替用紙を同封して発送いたします．代金後払いという形になります．送料は定期購読を含むご注文の場合は頂きません)

◎年間定期購読のお申し込みについて

　年間定期購読は，1 年分を前金で頂いておりますため，代金引換とはなりません．郵便振替用紙を本と同封または別送いたします．送料無料，また何月号からでもお申込み頂けます．
　毎年末，次年度定期購読のご案内をお送りいたしますので，定期購読更新のお手間が非常に少なく済みます．

◎住所変更届けについて

　年間購読をお申し込みされております方は，その期間中お届け先が変更します際，必ずご連絡下さいますようよろしくお願い致します．

◎取消，変更について

　取消，変更につきましては，お早めに FAX，お電話でお知らせ下さい．
　返品は，原則として受けつけておりませんが，返品の場合の郵送料はお客様負担とさせていただきます．その際は必ず小社へご連絡ください．

◎ご送本について

　ご送本につきましては，ご注文がありましてから約 1 週間前後とみていただきたいと思います．お急ぎの方は，ご注文の際にその旨をご記入ください．至急送らせていただきます．2〜3 日でお手元に届くように手配いたします．

◎個人情報の利用目的

　お客様から収集させていただいた個人情報，ご注文情報は本サービスを提供する目的(本の発送，ご注文内容の確認，問い合わせに対しての回答等)以外には利用することはございません．

　その他，ご不明な点は小社までご連絡ください．

株式会社　全日本病院出版会

〒 113-0033 東京都文京区本郷 3-16-4-7F
電話 03(5689)5989　FAX03(5689)8030　郵便振替口座 00160-9-58753

FAX 専用注文書

形成・皮膚 2301

年　　　月　　　日

◯印	PEPARS	定価(消費税込み)	冊数
	2023 年 1 月〜12 月定期購読(送料弊社負担)	44,220 円	
	PEPARS No. 183　乳房再建マニュアル—根治性，整容性，安全性に必要な治療戦略—　増大号	5,720 円	
	PEPARS No. 171　眼瞼の手術アトラス—手術の流れが見える—　増大号	5,720 円	
	バックナンバー(号数と冊数をご記入ください) No.		

◯印	Monthly Book Derma.	定価(消費税込み)	冊数
	2023 年 1 月〜12 月定期購読(送料弊社負担)	43,560 円	
	MB Derma. No. 320　エキスパートへの近道！間違いやすい皮膚疾患の見極め　増刊号	7,700 円	
	MB Derma. No. 314　手元に 1 冊！皮膚科混合薬・併用薬使用ガイド　増大号	5,500 円	
	バックナンバー(号数と冊数をご記入ください) No.		

◯印	瘢痕・ケロイド治療ジャーナル		
	バックナンバー(号数と冊数をご記入ください) No.		

◯印	書籍	定価(消費税込み)	冊数
	カスタマイズ治療で読み解く美容皮膚診療	10,450 円	
	日本美容外科学会会報　Vol. 44　特別号 「美容医療診療指針 令和 3 年度改訂版」	4,400 円	
	ここからマスター！手外科研修レクチャーブック	9,900 円	
	足の総合病院・下北沢病院がおくる！ ポケット判 主訴から引く足のプライマリケアマニュアル	6,380 円	
	明日の足診療シリーズⅡ　足の腫瘍性病変・小児疾患の診かた	9,900 円	
	カラーアトラス 爪の診療実践ガイド 改訂第 2 版	7,920 円	
	イチからはじめる美容医療機器の理論と実践 改訂第 2 版	7,150 円	
	臨床実習で役立つ形成外科診療・救急外来処置ビギナーズマニュアル	7,150 円	
	足爪治療マスター BOOK	6,600 円	
	図解 こどものあざとできもの—診断力を身につける—	6,160 円	
	美容外科手術—合併症と対策—	22,000 円	
	運動器臨床解剖学—チーム秋田の「メゾ解剖学」基本講座—	5,940 円	
	グラフィック リンパ浮腫診断—医療・看護の現場で役立つケーススタディ—	7,480 円	
	足育学　外来でみるフットケア・フットヘルスウェア	7,700 円	
	ケロイド・肥厚性瘢痕 診断・治療指針 2018	4,180 円	
	実践アトラス 美容外科注入治療　改訂第 2 版	9,900 円	
	ここからスタート！眼形成手術の基本手技	8,250 円	
	Non-Surgical 美容医療超実践講座	15,400 円	

お名前	フリガナ 　　　　　　　　　　　　　　　　　　　　　　　　　　　　㊞	診療科
ご送付先	〒　　　－ □自宅　　□お勤め先	

電話番号　　　　　　　　　　　　　　　　　　　　　　　□自宅
　　　　　　　　　　　　　　　　　　　　　　　　　　□お勤め先

バックナンバー・書籍合計
5,000 円 以上 のご注文
は代金引換発送になります

—お問い合わせ先—
㈱全日本病院出版会営業部
電話 03(5689)5989

FAX 03(5689)8030

年　　月　　日

住 所 変 更 届 け

お 名 前	フリガナ	
お客様番号		毎回お送りしています封筒のお名前の右上に印字されております8ケタの番号をご記入下さい。
新お届け先	〒　　　　　都道 　　　　　　府県	
新電話番号	（　　　　　）	
変更日付	年　　月　　日より	月号より
旧お届け先	〒	

※ 年間購読を注文されております雑誌・書籍名に✓を付けて下さい。

　☐ Monthly Book Orthopaedics（月刊誌）

　☐ Monthly Book Derma.（月刊誌）

　☐ Monthly Book Medical Rehabilitation（月刊誌）

　☐ Monthly Book ENTONI（月刊誌）

　☐ PEPARS（月刊誌）

　☐ Monthly Book OCULISTA（月刊誌）

FAX 03-5689-8030

全日本病院出版会行

PEPARS
バックナンバー一覧

各号定価 3,300 円（本体 3,000 円＋税）．ただし，増大号のため，No. 123, 135, 147, 159, 171, 183 は定価 5,720 円（本体5,200 円＋税）．
在庫僅少品もございます．品切の場合はご容赦ください．
（2022 年 12 月現在）

掲載されていないバックナンバーにつきましては，弊社ホームページ（www.zenniti.com）をご覧下さい．

```
2023 年　年間購読　受付中！
　年間購読料　44,220 円（消費税込）（送料弊社負担）
（通常号 10 冊＋増大号 1 冊＋臨時増大号 1 冊：合計 12 冊）

★おかげさまで 2023 年 8 月に 200 号を迎えます★
2023 年 8 月号は臨時増大号（定価 5,500 円）として
発行いたします！
```

click

全日本病院出版会 | 検索

PEPARS　No.193
　2023 年 1 月 15 日発行（毎月 1 回 15 日発行）
　　定価は表紙に表示してあります.
　　　　Printed in Japan

© ZEN・NIHONBYOIN・SHUPPANKAI, 2023

発行者　　末　定　広　光
発行所　　株式会社　全日本病院出版会
〒 113-0033 東京都文京区本郷 3 丁目 16 番 4 号
　　　電話（03）5689-5989　Fax（03）5689-8030
　　　郵便振替口座 00160-9-58753

印刷・製本　三報社印刷株式会社　　　電話（03）3637-0005
広告取扱店　㈱日本医学広告社　　　電話（03）5226-2791